TRACHÉOTOMIE DANS LE CROUP

CHLOROFORME ET PROCÉDÉ LENT

Le Docteur Albert PANNE

Ancien Interne lauréat des hôpitaux de Paris
(Juin 1881. — Hôtel-Dieu 1886. — Traité en 1887. — 30 juillet 1888)
Membre correspondant de la Société anatomique

PARIS
STEINHEIL, ÉDITEUR
RUE ANTOINE-DUBOIS
1888

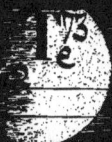

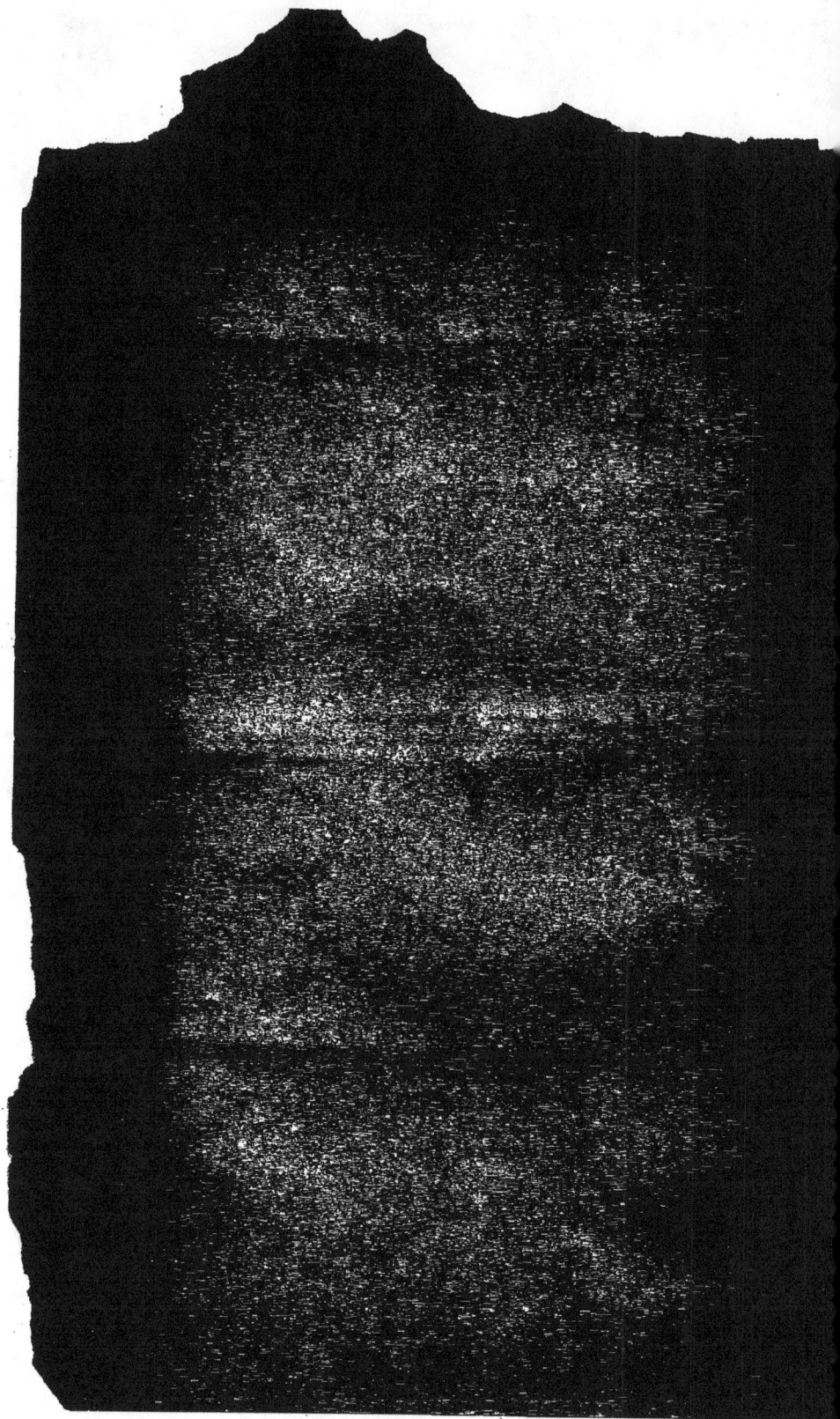

DE LA

TRACHÉOTOMIE DANS LE CROUP

AVEC CHLOROFORME ET PROCÉDÉ LENT

IMPRIMERIE LEMALE ET C¹ᵉ, HAVRE

DE LA

TRACHÉOTOMIE DANS LE CROUP

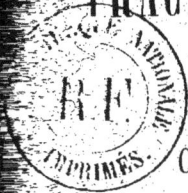

AVEC

CHLOROFORME ET PROCÉDÉ LENT

PAR

Le Docteur Albert PANNÉ

Ancien interne lauréat des Hôpitaux de Paris
(Charité, 1884. — Hôtel-Dieu, 1886. — Trousseau, 1887. — St-Louis, 1888)
Membre correspondant de la Société anatomique

PARIS

G. STEINHEIL, ÉDITEUR

2, RUE CASIMIR-DELAVIGNE, 2

1888

DE LA

TRACHÉOTOMIE DANS LE CROUP

AVEC CHLOROFORME ET PROCÉDÉ LENT

———— ✳ ————

INTRODUCTION

Pendant notre année d'internat à l'hôpital Trousseau en 1887 et dans le service de M. le docteur Cadet de Gassicourt, nous avons eu occasion de pratiquer souvent la trachéotomie pour croup à l'aide du chloroforme.

Cet essai nous avait été suggéré par la lecture du rapport de M. Ledentu à la Société de chirurgie, en mars 1887, au sujet de quatre trachéotomies, avec anesthésie générale, exécutées par M. Houzel, de Boulogne-sur-Mer.

Cette communication importante fut le point de départ, en France, d'une reprise sérieuse de l'étude de cette question : elle suscita une leçon clinique de M. de Saint-Germain, reproduite dans le Bulletin médical du 6 avril, et les travaux critiques de MM. Broca et Hartmann dans la Revue de chirurgie, de M. Pichevin, dans la Gazette des Hôpitaux. Elle encouragea enfin à emprunter le secours du chloroforme dans cette opération. D'assez nombreuses observations isolées ont déjà été publiées, et, récemment (avril 1888), a paru à Lyon une thèse sur ce sujet, basée sur 26 trachéotomies.

Les observations que nous présentons ici remontent à la fin de l'année 1887, mais n'ont pas encore été publiées ; elles sont au nombre de 50.

Bien que l'emploi du chloroforme dans la trachéotomie soit actuellement accepté en principe, nous ne croyons pas inutile d'apporter à l'appui de cette manière de faire la relation de ces cas qui nous sont personnels.

Sans doute nous n'arrivons pas, au sujet des avantages de la méthode, à des conclusions bien différentes de celles qui ont déjà été formulées, mais nous ne nous sommes pas limité à ce point de vue unique.

Nous avons étudié aussi l'influence du chloroforme sur le croup au point de vue médical, pour calmer les accès, retarder la trachéotomie. Nous avons recherché si, employé pour faire l'opération, il nécessitait une modification du manuel opératoire généralement employé. Les procédés rapides ou mixtes, d'un usage si répandu à Paris dans la trachéotomie pour croup, sont-ils ou non contre-indiqués ? Les procédés lents au contraire ne deviennent-ils pas non seulement plus faciles, mais même nécessaires ?

Les trachéotomies dont nous donnerons plus loin le résumé ont été exécutées soit par nous, soit par nos excellents collègues Cazals, Dupré, Courtois-Suffit, Lyot, que nous ne saurions trop remercier de leur amicale collaboration. Elles ont été faites par le procédé mixte ou par un procédé lent suivant les cas, et d'après des indications tirées surtout de l'état du cou de l'enfant. Nous insisterons, comme il le convient sur ces modifications du procédé opératoire qui peuvent être rendues utiles par la disposition anatomique de la région.

Cette thèse ne sera du reste que le commentaire de nos observations, et, pour tout ce qui concerne spécialement le côté théorique et historique de la question, nous renvoyons aux articles ci-dessus mentionnés.

Nous dédions ce modeste travail à M. Cadet de Gassicourt, médecin de l'hôpital Trousseau, qui nous a encouragé à l'entreprendre, et dont les conseils nous ont été précieux. Nous le remercions des savantes leçons que nous en avons reçues comme externe et comme interne, et de la grande bienveillance qu'il n'a cessé de nous témoigner.

Nous remercions également M. le professeur Lefort de l'honneur qu'il nous a fait en acceptant la présidence de notre thèse.

CHAPITRE PREMIER

Effets du chloroforme sur les enfants atteints de croup

Dans tous les cas où nous avons eu recours au chloroforme, nous l'avons administré avec prudence, en commençant tout d'abord par des doses minimes, et en évitant surtout de sidérer l'enfant.

Les malades endormis ne se trouvaient pas tous à la même période du croup. Les uns n'avaient encore que des accès de suffocation isolés, séparés par des intervalles de calme plus ou moins complet; ils se trouvaient au début de la seconde période: nous verrons plus loin quel était notre but en leur faisant respirer du chloroforme. Les autres étaient en proie au tirage permanent et croissant mélangé ou non d'accès de suffocation : ils étaient plus près de l'asphyxie, et avaient atteint la fin de la seconde période de la maladie.

Nous avons enfin poussé la chloroformisation plus ou moins loin suivant les cas, soit seulement jusqu'à la phase du sommeil anesthésique, quand nous voulions opérer par un procédé expéditif, soit jusqu'à celle de résolution musculaire dans tous les cas où, devant user d'un procédé lent, nous avions à prolonger l'immobilisation du malade. Dès que l'enfant avait atteint cette période, l'administration du chloroforme était suspendue, et comme l'opération lente n'a jamais duré plus de 3 ou 4 minutes, rarement aussi il y a nécessité d'endormir de nouveau l'enfant qui se réveillait avant la fin.

L'inhalation des premières bouffées de l'agent anesthésique

n'a jamais provoqué par irritation de la muqueuse laryngée
la crainte de ces accidents rapides auxquels Duret a donné le
nom de syncope primitive ou laryngo-réflexe. La période d'excitation a manqué assez souvent : quand elle s'est montrée,
tantôt elle a été très faible, tantôt assez forte, et semblable
à celle que l'on observe chez les malades ordinaires. L'enfant
alors se débattait vigoureusement, la respiration était suspendue, la figure devenait rouge et les veines superficielles du
cou très saillantes ; la détente du reste ne se faisait pas attendre longtemps, les mouvements respiratoires reprenaient, en
même temps que les veines sous-cutanées s'effaçaient et que la
figure devenait et restait pâle.

Dans un seul cas (obs. VI) nous avons eu quelque inquié-
tude : la période d'excitation fut très forte, la figure, de rouge
devint violacée, en même temps que la respiration semblait
menacer de s'arrêter. Ce début de syncope secondaire n'eut
du reste pas de conséquence sérieuse, et l'enfant revint à lui
rapidement dès que la canule fut introduite dans la trachée et
que l'on eut fait un peu de respiration artificielle.

Le temps nécessaire pour obtenir la résolution complète a
varié entre 2 et 4 minutes : il nous a semblé souvent plus
long chez les enfants présentant un tirage très fort, ce qui
s'explique bien par l'obstacle mécanique plus grand apporté
à l'introduction des vapeurs chloroformiques dans les voies
aériennes.

Le malade, une fois endormi, respire-t-il mieux ? Cet effet
n'est pas constant : il manque ou existe selon la période où
le croup est arrivé. L'enfant n'a-t-il encore que des accès de
suffocation isolés, une chloroformisation même légère fait
tomber le spasme, et, supprimant ainsi un des facteurs de la
dyspnée, rend réellement la respiration plus facile. Dans tous
les cas au contraire où le tirage permanent existe, il reste tel
quel. Aussi, l'agent anesthésique administré au moment où
l'opération a lieu généralement, quand le malade a du tirage
sus et sous-sternal intense, ne diminue-t-il pas la dyspnée,
car il ne peut rien contre un obstacle mécanique. L'auscultation pulmonaire avant et après ne permet pas de constater
que le murmure vésiculaire se fasse mieux entendre.

Mais, s'il n'a plus à ce moment d'action eupnéique, il n'augmente pas non plus l'asphyxie. Pourvu que le chloroforme soit donné à doses légères, la respiration se maintient telle qu'elle était au début, et un malade, même arrivé à une période avancée, peut attendre ainsi quelque temps sans que son état asphyxique s'aggrave. De plus, et cet avantage surtout est considérable, une fois endormi, il n'est plus exposé à être pris d'un accès de suffocation pendant l'opération.

Que devient le réflexe trachéal toujours si énergique à l'ouverture de la trachée, et qui expulse rapidement le sang qui a coulé dans cet organe et la fausse membrane cause de la dyspnée?

Tantôt la chloroformisation était très légère, car nous faisions usage du procédé mixte pour l'exécution duquel un très court instant suffit : aussi, dès que la première agitation de l'enfant avait cessé, avant qu'il n'arrivât à la période de résolution musculaire, l'opération était faite. A ce moment, comme on le sait, tous les réflexes persistent encore, et particulièrement le réflexe trachéal qui nous a paru dans ces conditions aussi énergique que sur l'enfant éveillé. Dès l'ouverture de la trachée des quintes de toux survenaient, expulsant du sang, rejetant la fausse membrane : après l'introduction de la canule, ces quintes continuaient, débarrassant les voies aériennes des quelques gouttes de sang qui pouvaient y rester. Ce n'est qu'à ce moment que l'enfant retombait dans son immobilité, avec une respiration calme, pour se réveiller dix ou vingt minutes après, quand l'effet du chloroforme était complètement passé.

Quand nous avons poussé plus loin l'anesthésie, et que nous avons atteint la résolution musculaire, c'était pour permettre d'exécuter un procédé lent : par cela même nous prenions donc les précautions nécessaires pour rendre inoffensive la diminution du réflexe trachéal, si elle existait, puisque l'ouverture de la trachée était faite à sec.

Le réflexe avait-il donc alors disparu ? Non assurément, et voici ce que nous avons toujours observé : la trachée exsangue au fond de la plaie était incisée : une petite quinte de toux se produisait à l'entrée du bistouri, très légère parce qu'il ne tombait pas une goutte de sang. Dès que la canule était glissée dans l'ouverture, elle provoquait une forte secousse de toux qui rejetait la fausse membrane, quelque longue et volumineuse qu'elle fût. Donc, même à cette phase de l'anesthésie où il serait imprudent peut-être de faire une opération autrement qu'à blanc, le réflexe persiste parfaitement.

Nous publions parmi nos observations (obs. XIX) un cas malheureux où l'enfant est resté asphyxié sur la table, après l'incision de la trachée et l'introduction de la canule dans ce conduit, parce qu'il y a eu pelotonnement des fausses membranes au-dessous de la canule : le cylindre membraneux a été refoulé en bloc et a obstrué le conduit aérien sans pouvoir être expulsé.

Mais ce fâcheux accident est tout spécial, il ne peut en aucune façon être attribué à l'insuffisance du réflexe trachéal : dans toutes les autres observations où il a été signalé, car il se produit quelquefois, l'enfant n'était pas endormi. Il tient à deux causes : introduction d'une canule un peu grosse pour le calibre de la trachée, et qui ramone en quelque sorte son intérieur, et épaisseur considérable de la fausse membrane qui, de plus, s'étend sans interruption de la trachée aux bronches. Aussi, le volume de ce bouchon accidentel et sa continuité avec les parties profondes, le rendent-ils impossible à être rejeté spontanément. L'enfant meurt sur la table si l'on ne parvient à le retirer, et c'est ce qui est arrivé, dans notre cas.

La disposition à la syncope que l'on observe dans la diphtérie, à une période plus avancée de la maladie, a fait craindre que le chloroforme n'augmentât cette tendance. Mais ce danger est déclaré imaginaire par les opérateurs étrangers qui ont le plus d'expérience en la matière. Notre attention a été attirée plusieurs fois, il est vrai, pendant la chloroformisation, sur la pâleur de la face succédant à l'aspect vultueux de la même région pendant la période d'excitation : mais le fait s'explique par la régularisation de la circulation veineuse, la résistance du malade étant supprimée : il coïncide avec l'affaissement des veines superficielles du cou. Du reste, les battements du cœur et le pouls étaient toujours normaux.

La trachéotomie faite, comment se comporte l'enfant ? Tout d'abord il est pris de quintes de toux qui expulsent la fausse membrane et aussi le sang qui a pu tomber dans la trachée :

mais le calme survient bientôt, et l'opéré, reporté à son lit, reste pendant un temps variable sous l'influence du chloroforme. A ce moment il est en général très calme et pâle.

Dans quelques cas nous l'avons trouvé un peu abattu, respirant superficiellement : mais il suffisait d'avoir recours à quelques excitations pour le voir réagir, et jamais nous n'avons observé après l'opération de véritable collapsus qui peut cependant se produire là comme après toute chloroformisation, mais tiendrait alors au mode d'administration et à la prolongation non utile de l'Anesthésie.

Tels sont les effets du chloroforme. Quels sont maintenant les avantages que nous en avons retirés dans les cas où il a pu être administré.

Nous nous en sommes abstenu chez les enfants arrivés à une période avancée d'asphyxie : il était inutile et il pouvait être nuisible. Nous ne l'avons pas employé enfin quand nous avons reconnu l'existence d'une broncho-pneumonie : le seul signe en est souvent une température très élevée, à 40 ou 41°, la percussion ne donnant pas toujours un résultat certain, et l'auscultation étant tout à fait impuissante à révéler les lésions d'un parenchyme pulmonaire où l'air, par suite de l'obstacle laryngé, ne pénètre plus qu'insuffisamment.

Les bénéfices procurés par l'anesthésie sont les suivants : d'abord, disparition de l'agitation gênante de l'enfant, des mouvements brusques des épaules ou de la tête que les meilleurs aides ne peuvent empêcher complètement, et qui suffisent à faire dévier le bistouri : c'est là un avantage plus considérable pour les partisans de l'intervention précoce, à une période où l'enfant a sa connaissance presque complète, et se débat vigoureusement.

Mais il est encore notable quand le malade, après avoir lutté longtemps contre la dyspnée, commence à se fatiguer et est devenu plus maniable. En effet, les aides n'ont pas besoin de soumettre la tête à cette extension forcée, nécessaire quand l'enfant est éveillé et résiste, position contre nature qui gêne la respiration et contribue avec l'énucléation du larynx à amener rapidement l'asphyxie. D'autre part, sur ce cou maintenu en extension modérée et dont les muscles sont eux aussi en résolution, l'opérateur est plus à son aise pour explorer les organes profonds, reconnaître les points de repère, et exécuter les différents temps de l'opération, s'il s'agit du procédé mixte.

On a insisté de plus, et avec raison, sur la régularisation de la circulation veineuse du cou. Chez l'enfant non endormi et qui lutte contre les aides, l'effort distend les veines superficielles et profondes de la région opératoire : dès qu'il est sous l'influence du chloroforme, l'effort cesse, le sang est appelé avec force dans la poitrine où l'air ne pénètre pas suffisamment, et le système veineux se vide rapidement. Le calibre des vaisseaux et la tension du sang dans leur intérieur sont donc diminués, et les hémorrhagies doivent se produire avec moins d'abondance. Un certain nombre de cas nous ont paru en effet venir à l'appui de cette manière de voir et confirmer cette espérance. Mais ce fait qui a de l'importance si l'on opère par un procédé mixte où l'on doit compter avec l'écoulement du sang, en a beaucoup moins avec la trachéotomie lente et hémostatique.

Enfin le chloroforme supprime la douleur pendant l'opération. Mais existe-t-elle réellement ? On l'a nié, et il semble bien que ce soit avec raison : que le fait tienne à l'asphyxie commençante, ou au pouvoir inhibitoire du premier coup de bistouri, comme le veut M. Brown-Séquard, l'enfant souffre peu.

Mais si l'enfant ne souffre pas, il a cependant, à moins qu'il ne soit arrivé à un degré avancé d'asphyxie, conscience d'un danger qu'il va courir, il est effrayé, et l'état nerveux dans lequel cette appréhension le jette est favorable à l'apparition soit d'une de ces syncopes subites que l'on a observées dès le premier coup de bistouri, soit, et infiniment plus souvent, d'un accès de suffocation pouvant amener la mort par asphyxie si la canule n'est pas introduite rapidement. Or, le chloroforme, en insensibilisant l'enfant, supprime tout accès de suffocation, et c'est là l'avantage le plus considérable de l'anesthésie dans le croup. Ces accès sont l'écueil de la trachéotomie chez l'enfant : c'est leur possibilité, leur grande fréquence qui ont fait abandonner d'une manière générale l'opération lente malgré ses avantages et qui ont fait reconnaître à la majorité des opérateurs la nécessité d'aller vite.

Le chloroforme permet de ne plus tenir compte de ce danger, et, par conséquent, comme nous le verrons plus loin, il rend aux procédés lents toute leur supériorité.

L'anesthésie générale ne présente donc pas d'inconvénients sérieux dans le croup, et elle a le grand avantage de ramener la trachéotomie chez l'enfant aux conditions générales d'une opération chirurgicale lente et réglée. Mais le chloroforme n'a-t-il pas de plus dans le croup une action médicale? En calmant les accès qui peuvent, indépendamment de l'asphyxie mécanique, et par leur fréquence même, nécessiter l'opération, ne peut-il pas retarder la trachéotomie et même la rendre inutile?

Cette hypothèse, émise par M. Cadet de Gassicourt dans une communication à la Société de médecine pratique, est des plus rationnelles. On se trouve assez souvent en présence de jeunes malades chez lesquels l'élément spasmodique de la dyspnée prédomine : dès le début de la seconde période de la maladie, avant que les fausses membranes laryngées aient pu prendre un accroissement suffisant pour opposer à l'entrée de l'air un obstacle mécanique sérieux, ces malades sont pris d'accès de suffocation fréquents, quelquefois presque subintrants. Ils ont peu de repos dans les intervalles : après chaque accès, la fatigue est plus grande, l'asphyxie augmente, et l'opération devient beaucoup plus rapidement nécessaire que quand la gêne apportée au passage de l'air tient surtout au développement progressif des fausses membranes.

Dans ces conditions bien déterminées, et chez les jeunes enfants de deux à quatre ans surtout, dont la glotte est plus sujette au spasme, on pouvait espérer que le chloroforme serait très utile en supprimant cet état nerveux qui est comme surajouté à la maladie principale.

Nous avons donc essayé son action dans un certain nombre de cas de ce genre (obs. X, XII, XXV, XXVIII, LI).

L'amélioration a toujours été notable. Endormi, l'enfant

respirait mieux ; le murmure vésiculaire devenait plus fort, une période de calme d'une durée plus ou moins longue suivait l'administration de l'anesthésique prolongée chaque fois pendant quelques minutes. Cette chloroformisation médicale, semblable à celle que l'on peut employer dans la laryngite striduleuse, n'était pas poussée plus loin que la phase du sommeil anesthésique. Elle n'a jamais eu le moindre inconvénient. Quel a été son résultat ?

Dans un cas (obs. LI), le malade n'a pas été opéré, bien que deux jours de suite, les accès aient été assez intenses pour motiver la trachéotomie, et surtout pour faire craindre qu'elle ne devînt inévitable pendant la nuit où le spasme devient toujours plus fort. Sans doute on ne peut dire que, dans ce cas, le chloroforme ait guéri le croup ; nous voulons montrer seulement que, par son action antispasmodique, il peut concourir heureusement avec le traitement médical à la guérison naturelle de la maladie.

Cette guérison médicale est possible à la période dont nous parlons. Sanné l'a prouvé autrefois en réunissant à Sainte-Eugénie un total de 2089 croups confirmés dont 204 ont guéri sans intervention chirurgicale. Cette statistique n'a pas été continuée : si elle était reprise, elle donnerait certainement les mêmes résultats. Nous avons vu plusieurs fois pour notre part la simple expectation, prolongée aussi longtemps que possible (nous ne nous servions pas encore du chloroforme à ce moment), permettre à de jeunes enfants de 2 à 4 ans de guérir sans opération, après avoir traversé heureusement de violents accès qui légitimaient absolument la trachéotomie, et qui laissaient après eux un tirage permanent très marqué. Dans ces cas du reste la coexistence de l'angine diphtérique ne laissait aucun doute sur la nature de l'affection laryngée.

Chez tous nos autres malades, l'accalmie, plus ou moins durable, n'a été cependant que temporaire : le croup a continué sa marche, l'asphyxie est survenue, et l'opération a été inévitable : mais elle a tout au moins été retardée jusqu'au moment où l'espoir de guérison naturelle était perdu, et l'on n'a pas eu la main forcée par un accès de suffocation.

Nous touchons ici à une question souvent débattue. A quelle

période du croup doit-on opérer ? Nous ne sortirons pas de notre sujet en donnant notre avis, car les défenseurs actuels de l'intervention précoce sont surtout les partisans de la chloroformisation.

Nous pensons différemment, et nous croyons que grâce à l'intervention du chloroforme, la trachéotomie peut au contraire plus facilement être retardée ; nous venons de développer plus haut les raisons de cette manière de voir.

L'intervention retardée est du reste conforme à la tradition et à la pratique actuelle en France. Les auteurs les plus compétents s'accordent à admettre que la trachéotomie n'est pas indiquée quand il n'y a que des accès de suffocation isolés avec périodes de calme plus ou moins complet dans les intervalles : elle est le traitement de l'asphyxie seulement, et non pas du croup ; elle n'est donc rationnelle qu'à la fin de la seconde période de la maladie, quand le tirage est devenu permanent, très fort et croissant, quand les premiers signes de l'asphyxie apparaissent. A ce moment du reste on est encore assez loin de la période ultime où l'enfant est réellement asphyxié, où il ne sent plus rien, période que l'on ne doit évidemment pas attendre de propos délibéré.

Quant à préciser d'une manière absolue ce moment opportun pour l'opération, cela est impossible, car il varie avec chaque cas particulier, et on n'arrive guère à le reconnaître que par la longue fréquentation des malades.

Le seul point que nous ayions voulu faire ressortir, c'est qu'il est préférable toujours d'opérer tard plutôt que de bonne heure. En suivant cette ligne de conduite, on peut voir, chez les jeunes enfants surtout, des cas de guérison inespérée dus à une sage temporisation, et on n'expose pas alors le malade aux dangers d'une opération beaucoup plus grave quand elle est exécutée chez un diphtérique que quand elle est pratiquée pour des lésions aiguës du larynx, ou des corps étrangers des voies aériennes.

L'étude que nous venons de faire des effets du chloroforme et des avantages qu'il procure montre qu'il peut être employé avec utilité dans la trachéotomie pour croup.

Mais, dans ce cas, de quel procédé opératoire doit-on se servir ?

Dans le chapitre II, nous ferons une revue de différentes méthodes de trachéotomie.

Dans le chapitre III, nous verrons comment chacune de ces méthodes s'accommode de l'emploi de l'anesthésie, quels bénéfices elle en retire, et comment, ainsi modifiée, elle peut s'appliquer mieux aux différents cas de la pratique.

CHAPITRE II

Des différentes méthodes de trachéotomie.

Le nombre des procédés opératoires que l'on a employés dans la trachéotomie pour croup est considérable. Les uns ont visé surtout à la rapidité, d'autres ne sont compatibles qu'avec une certaine lenteur, les derniers enfin sont restés dans un juste milieu. En un mot, ces différents procédés peuvent être rangés en trois méthodes : rapide, mixte, lente.

Méthode rapide.

Le but qu'elle recherche surtout, c'est « d'échapper à la « funeste influence des déperditions sanguines inséparables le « plus souvent d'une lenteur trop calculée » (Bourdillat) « et « d'aller assez vite pour qu'un enfant ne soit pas exposé à « mourir suffoqué pendant l'opération » (de Saint-Germain).

Les principaux procédés rapides qui suivent ont été ou sont encore usités :

Le procédé de Chassaignac, dont personne ne se sert plus, chez l'enfant au moins.

Celui de M. de Saint-Germain, ou crico-trachéotomie en un temps. C'est le type des procédés rapides, le mieux réglé et le plus avantageusement connu. Il est décrit minutieusement dans les leçons de l'auteur, dans la thèse de Boissier, enfin dans le mémoire de Dubar (Bulletin de thérapeutique, année 1879). Cette manière de faire y est défendue longuement et d'une façon tout à fait exclusive.

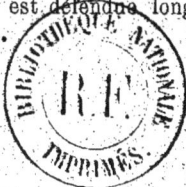

P.

Le procédé de Dubar ou trachéotomie en un temps, est décrit dans le mémoire ci-dessus : C'est une simple modification du précédent, portant sur le siège de l'incision trachéale, et il ne mérite guère d'en être distingué, malgré l'emploi d'un bistouri très ingénieux.

Enfin nous rangeons dans la méthode rapide le procédé de Bourdillat. Sans doute il est décrit quelquefois comme procédé mixte, mais il se rapproche beaucoup plus de la manière rapide, et il est bien différent de ce que l'on connaît généralement sous le nom de procédé mixte. Il suffit, pour le comprendre, de lire le mémoire de Bourdillat de 1867, et de comparer sa description avec celle du procédé qui va suivre.

Méthode mixte.

Le procédé mixte est de date très ancienne, mais il a été décrit pour la première fois, croyons-nous, dans la thèse de M. Moizard en 1876. On pourrait lui en attribuer la paternité si on ne lisait dans ce travail : « Il serait fort difficile de dire quel est l'auteur de cette manière de faire qui se transmet d'année en année dans les hôpitaux d'enfants, d'une génération d'internes à la suivante ».

C'est ce procédé qui est tout particulièrement recommandé par les meilleurs auteurs, et il a été décrit de nouveau récemment par notre regretté collègue Paul Renault dans son Manuel de trachéotomie avec des détails peu différents de ceux de M. Moizard. Ils diffèrent surtout sur le mode d'introduction de la canule.

Ce type d'opération a donc bien peu varié : il continue à être employé presque exclusivement dans les hôpitaux d'enfants de Paris, et rien ne fait supposer qu'il y soit jamais supplanté ni par la méthode rapide ni par la méthode lente.

Voici l'excellente et concise description que nous en trouvons faite dans le Manuel de trachéotomie de Renault :

Tout étant préparé pour l'opération, et le malade étant couché dans la position classique,

« Saisir le larynx par ses faces latérales, au niveau du car-

« tilâge thyroïde, comme si on voulait l'énucléer. Si, pour
« cela, il est nécessaire de serrer un peu, ne pas craindre de
« le faire. Le larynx étant ainsi tenu entre le pouce et le mé-
« dius gauches et complètement immobilisé, chercher avec
« l'index gauche le cartilage cricoïde, et appliquer l'ongle au
« niveau de son bord inférieur.

« La main gauche ne doit plus bouger tant que la canule n'est
« pas dans la trachée (donc pas de dilatateur).

« A partir de ce moment, l'opération doit être rapidement
« menée, et ordinairement ne dure pas plus de 1/2 à 1 minute.

« Faire exactement sur la ligne médiane, à partir de l'ongle de
« l'index gauche, une première incision de 2 centimètres et
« demi à 3 centimètres, comprenant toute la peau. Arriver
« rapidement sur la trachée, par une ou deux incisions sem-
« blables, aussi longues, sans se préoccuper du sang (à ce ni-
« veau on ne peut pas blesser de gros troncs). Souvent une
« seule incision suffit pour arriver sur la trachée.

« Comme ordinairement on ne voit rien, sentir la trachée
« avec l'index gauche ; guider le bistouri sur ce doigt, ponction-
« ner la trachée et inciser sans compter les anneaux (que l'on
« ne distingue pas le plus souvent), mais en faisant d'un seul
« coup de bistouri une incision médiane et assez longue pour
« admettre le doigt.

« Si l'incision est trop petite, débrider en bas avec le bistouri
« boutonné.

« Il ne reste plus qu'à introduire la canule. Prendre la plus
« grosse, la saisir de la main droite (la gauche ne bouge pas)
« et la glisser sur l'index gauche, situé dans la plaie, et que
« l'on retire à mesure qu'on introduit la canule.

« Ordinairement la canule entre tout droit ; si on ne se presse
« pas, et son introduction est annoncée par le bruit canulaire.

« Si, après une ou deux tentatives, la canule n'entre pas et
« que l'enfant étouffe, placer le dilatateur, laisser revenir l'opé-
« ré, et introduire ensuite la canule. Si, la canule étant en
« place, on n'entend pas le bruit canulaire, introduire une plume
« pour exciter les efforts de toux ou pour amener l'expulsion
« d'une fausse membrane qui obstrue le conduit.

« La canule introduite, lâcher alors seulement le larynx, et

« asseoir l'enfant, en maintenant la canule de la main droite,
« jusqu'à ce que les cordons soient bien fixés. »

Méthode lente.

La méthode lente recherche surtout la sécurité pendant l'opération. Or, il suffit pour l'obtenir, aussi complète que possible,
de s'opposer à l'hémorrhagie. Si l'on supprime tout écoulement
de sang, l'on obtient en effet comme résultats : d'abord de ne
pas priver d'une quantité même minime de sang un enfant dont
l'état général est ordinairement affaibli : à plus forte raison, on
supprime la mauvaise chance d'une hémorrhagie abondante
et pouvant entraîner la mort, si la canule, principal moyen
hémostatique, n'est pas introduite rapidement. Mais surtout,
on se donne la possibilité de suivre de l'œil tous les détails de
l'opération dans une plaie exsangue : cela rend la recherche de
la trachée aisée, sa découverte certaine, l'incision de ce conduit
bien dénudé très facile. Quant à l'introduction de la canule dans
l'incision trachéale que l'on a sous les yeux, ce n'est plus qu'un
temps négligeable de l'opération.

Or, on peut arriver à cette hémostase soit avec le bistouri,
soit avec un instrument incandescent.

Procédés lents au bistouri.

Le premier en date de tous les procédés de trachéotomie
dans le croup, celui de Trousseau, était très lent. Nous le
mentionnons simplement, car tout le monde le connaît, et personne ne songe à le faire revivre tel que l'appliquait le Vulga-
risateur de la trachéotomie.

Il fut rapidement modifié du reste, et, dans la thèse de
M. Millard déjà, en 1858, on trouve la description d'une manière
de faire toujours aussi lente et prudente, mais rendue beau-

coup plus praticable grâce au siège élevé de l'incision trachéale.

Il a, depuis, été exécuté bien souvent encore et avec des
modifications de détail, mais il cède le pas cependant, en
France au moins et surtout dans les hôpitaux d'enfants, aux
procédés plus rapides. Ce discrédit relatif s'explique facilement par sa difficulté et ses dangers quand il est exécuté sur
un enfant effrayé, agité, sur une région impossible à immobiliser complètement.

Tous ces inconvénients disparaissent avec l'emploi du chloroforme, et, sans devenir encore aussi pratique que d'autres,
comme nous le verrons, le procédé lent gagne au moins beaucoup comme facilité d'exécution et sûreté. Nous y avons eu
recours 15 fois, et nous allons décrire plus loin le manuel
opératoire qui nous semble le plus convenable.

Les différents opérateurs ont cherché à obtenir l'hémostase
par des moyens divers.

Les uns abandonnent le bistouri après l'incision de la peau,
et continuent l'opération avec la sonde cannelée, en dilacérant
les tissus sur la ligne médiane, procédé excellent sans doute
en théorie, mais d'une application difficile, lente et nécessitant
un déploiement de force qui n'est pas sans inconvénients pour
la trachée.

D'autres lient au fur et à mesure les vaisseaux sectionnés, ce
qui est long et peut devenir impossible ou insuffisant vu le
nombre et la profondeur des veinules sectionnées dont le suintement suffit à masquer le fond de la plaie et à empêcher de
voir distinctement.

Quant à la forcipressure, moyen hémostatique excellent, nous
la trouvons inapplicable chez l'enfant et dans le croup. La plaie
cutanée doit en effet être étroite le plus possible, n'étant déjà que
trop prédisposée aux eschares et aux complications des plaies.
Dans cette ouverture étroite et profonde, l'usage des pinces
à forcipressure est très difficile et ne permet jamais d'obtenir
une plaie exsangue comme le procédé que nous allons décrire.

Il repose exclusivement sur l'emploi d'écarteurs qui, intro-
duits dans la plaie, et saisissant les différentes couches à mesure
qu'elles sont sectionnées, obtiennent, par simple traction excen-

trique, combinée à une légère compression antéro-postérieure, une hémostase provisoire suffisante (même si l'on a sectionné dès le début une grosse veine superficielle) pour que de légers coups d'éponge maintiennent le fond de la plaie à sec. Quand enfin tous les tissus prétrachéaux ont été divisés jusqu'à la gaine cellulo-fibreuse de la trachée inclusivement, si les écarteurs portés au fond de l'incision accrochent toute l'épaisseur des tissus, l'hémostase est dès lors aussi complète que possible : la trachée apparaît complètement dénudée, et reste à sec aussi longtemps qu'on maintient la compression.

La raison de l'arrêt de l'écoulement sanguin pendant le cours de l'opération s'explique très bien, la simple compression suffisant pour une hémorrhagie veineuse. Quant à la facilité que l'on a de maintenir la trachée dénudée et exsangue aussi longtemps que l'on veut, dès que sa gaine est sectionnée, c'est un fait que l'on constate toujours. Depuis longtemps il a été signalé et expliqué par Malgaigne qui avait basé sur son existence son procédé de trachéotomie que voici : « Les premières incisions « étant faites à l'ordinaire, si les veines ne peuvent pas être « écartées, je les divise sur la ligne médiane, rapidement, bien « que sans précipitation, dans toute l'étendue de l'incision exté « rieure, arrêtant le sang du mieux que je peux, avec mes doigts « ou les doigts de mes aides, ou encore en attirant en dehors « avec les crochets mousses les vaisseaux divisés. J'arrive « ainsi sur la gaine trachéale, tout à fait au-dessous de la « couche vasculaire, et je la divise à son tour. Aussitôt, je « porte un crochet mousse sur la trachée mise à nu, et, en l'ap « puyant en arrière et en dehors, j'attire en ce sens la gaine et « les vaisseaux coupés qui se trouvent comprimés entre la gaine « et la peau rapprochées l'une de l'autre ; immédiatement, « tout saignement cesse de ce côté. Un autre crochet en fait « autant du côté opposé ; en même temps, tous deux fixent la « trachée latéralement sans la comprimer et la laissent com « plètement à nu en avant dans plus de la moitié de sa circonfé « rence. L'ouverture peut donc se faire aussi lentement, aussi « commodément que celle de la peau, et l'introduction des « instruments dilatateurs, pinces ou canule, ne souffre aucune « difficulté. » Médecine opératoire, T. II, p. 297.

Le procédé est donc sûr : comment doit-il être appliqué ? La manière de faire précédente nous a semblé un peu défectueuse, puisque toute la première partie de l'opération est faite avec précipitation, et qu'elle ne devient réglée qu'à la fin, quand déjà des inconvénients sérieux ont pu se produire.

Il n'en est pas de même quand, dès le début, on utilise les écarteurs. Mais de quels écarteurs doit-on se servir ?

Ceux de Trousseau que l'on trouve dans les boîtes de trachéotomie sont tout à fait insuffisants. Ils manquent de largeur, et ne compriment pas toute l'étendue de la plaie ; ils dérapent facilement, le bord qui termine leur partie recourbé étant mousse, et glissant facilement sur la convexité du tube laryngo-trachéal, en laissant perdre la trace des incisions déjà faites.

Au contraire, ceux dont nous nous sommes toujours servi, et que M. Luër, l'habile fabricant d'instruments de trachéotomie, a bien voulu exécuter, suffisent à arrêter tout écoulement sanguin important, même venant de grosses veines. Leur partie recourbée a un centimètre et quart de longueur environ, assez pour comprendre toute l'épaisseur des tissus prétrachéaux, et exercer sur eux une compression d'avant en arrière ; le bord libre se termine sur des griffes mousses de façon à ce qu'ils ne laissent pas échapper les tissus qu'ils ont charge de retenir et de comprimer. Leur largeur est de 1 centimètre et demi, et est suffisante pour s'appliquer à toute l'étendue de la plaie. La partie recourbée enfin est légèrement concave et s'applique mieux ainsi à toute l'épaisseur des tissus.

Ces écarteurs ont donc surtout à faire l'hémostase, et c'est ce rôle qu'ils nous ont semblé remplir très bien qui les distingue des autres écarteurs dont nous nous sommes servi sans arriver au même but.

L'opération lente exige deux aides expérimentés. L'un d'eux donne le chloroforme, et le second, dont le rôle n'est pas le plus facile à remplir, est chargé des écarteurs et se place derrière la tête de l'enfant couché dans la position classique. De la façon dont il remplit son rôle dépend la rapidité et le degré de l'hémostase obtenue. L'opération comprend cinq temps principaux ; elle ne dure guère que deux ou trois minutes.

1er temps. — Incision de la peau et du tissu cellulaire sous-cutané commençant un peu au-dessus du cricoïde, et s'étendant à 2 centimètres et demi au-dessous.

Cette plaie est exsangue pour peu que l'on ait cherché à éviter la grosse veine médiane que l'on trouve quelquefois sous le bistouri. Les écarteurs sont placés dans la plaie, et arrêtent l'écoulement sanguin, si par hasard il s'est produit.

2e temps. — Incision, en un ou plusieurs coups de bistouri, de la couche musculaire sous-jacente, au niveau de la ligne blanche, si on l'aperçoit, sur la ligne médiane si on ne voit pas l'interstice. Dès que toute l'épaisseur des muscles sous-hyoïdiens est sectionnée, les écarteurs, abandonnant la peau, sont placés dans la boutonnière musculaire; la traction excentrique exercée sur eux arrête l'écoulement de sang généralement minime qui provient de la section des muscles : quelques coups d'éponge sèchent le fond de la plaie et permettent de distinguer alors, si l'on est au-dessous de la couche musculaire, la rotondité du tube trachéal masqué en haut par du tissu cellulaire, et dans la partie inférieure par l'isthme du C. thyroïde reconnaissable à sa coloration rouge foncé.

3e temps. — Le bistouri, tenu verticalement, continue son travail à petits coups de pointe, avec précaution, au-dessus de l'isthme, où la trachée est superficielle et laisse bientôt voir ses anneaux nacrés; l'isthme lui-même doit être sectionné dans toute son épaisseur et jusqu'à ce qu'on aperçoive la trachée au fond de l'incision. L'opération peut être suivie de l'œil pendant tout le temps, quelques coups d'éponge rendant parfaitement visible le fond de la plaie. Le secours de l'index nous a toujours été inutile.

Dès que tous les tissus ont été sectionnés jusqu'à la trachée, il ne reste plus qu'à déplacer les écarteurs; et, les portant au fond de la plaie, à accrocher dans leur concavité toute l'épaisseur des tissus prétrachéaux. Dès ce moment, toute hémorrhagie nouvelle est arrêtée, les veines sectionnées étant comprimées dans toute la profondeur de la plaie. Un coup d'éponge en sèche le fond formé par la paroi antérieure de la trachée tout à fait exsangue, et non pas pour quelques secondes seulement, mais pendant tout le temps que l'on veut bien maintenir la pression des écarteurs.

4ᵉ temps. — La trachée est à nu sur un centimètre et demi de long et 5 ou 6 millim. de large. Il est donc facile de faire sur la ligne médiane une incision de bonne longueur et rectiligne, sans danger de dévier ou d'aller trop profondément, car l'œil guide le bistouri pointu. L'ouverture trachéale doit commencer sous le cricoïde. La crico-trachéotomie, en effet, expose à l'hémorrhagie artérielle comme on l'a signalé, et comme nous l'avons vu (obs. VI). S'il y avait déjà une ponction ou une incision incomplète du tube trachéal faite pendant la dissection, on la complète en introduisant le bistouri en ce point. Au moment de l'ouverture de la trachée, c'est à peine si une quinte de toux légère se produit, puisque le sang ne coule pas dans l'intérieur.

5ᵉ temps. — L'introduction de la canule est d'une simplicité remarquable. Les écarteurs sont toujours en place, montrant la trachée ouverte et entrebâillée par les mouvements respiratoires. Le biseau de la canule est donc glissé directement dans cette plaie béante, sans erreur possible. Dès que le bec touche la paroi postérieure, l'on exécute le demi-tour de maître ordinaire, en même temps que les écarteurs sont retirés, et la canule est en place. Alors une quinte de toux se produit qui expulse la fausse membrane.

Procédé avec des instruments incandescents.

Ils sont de date beaucoup plus récente : la première trachéotomie thermique, due à M. Verneuil, ne remontant qu'en 1872.

Le galvano-cautère a donné de bons résultats chez l'adulte, mais, appliqué à l'enfant, il fut unanimement considéré comme dangereux par ses eschares énormes.

Le cautère actuel dont essaya M. de Saint-Germain fut bientôt abandonné lui aussi, et la méthode eût sans doute été délaissée sans la découverte du thermo-cautère Paquelin, instrument relativement pratique et facile à manœuvrer.

Poinsot, de Bordeaux, est l'auteur de la première trachéotomie par ce procédé : elle eut lieu le 10 août 1876. Mais c'est notre compatriote, M. J. Boeckel, de Strasbourg, qui a le plus fait pour propager dans la trachéotomie appliquée au croup l'emploi de cet instrument. C'est pour lui le procédé de choix. En 1883, il était déjà arrivé au chiffre considérable de 85 opérations.

Nous avons exécuté huit fois cette opération à l'hôpital Trousseau, en nous conformant dans ses détails généraux au manuel opératoire adopté par M. Boeckel.

Les instruments nécessaires sont : le thermo-cautère Paquelin, dont on emploie la pointe fine, un bistouri pointu, des écarteurs, et nous nous sommes servi de ceux que nous avons décrits précisément. Ils ont pour rôle alors, d'abord en écartant les différents plans sectionnés de permettre à l'œil de suivre facilement tous les temps de l'opération, ensuite de préserver du contact de la pointe-incandescente les lèvres de l'incision, et ce simple moyen nous paraît suffire parfaitement pour éviter des eschares sérieuses.

Trois aides sont indispensables. L'un donne le chloroforme, le second est chargé des écarteurs, ou de celui du côté gauche seulement si, comme Boeckel le conseille, et comme cela est très facile, l'opérateur manœuvre lui-même l'écarteur du côté droit. Le troisième aide est préposé au thermo-cautère.

L'enfant étant endormi profondément et couché dans la posture classique, l'opération se fait ainsi : Elle commence au bistouri, continue au thermo-cautère, et finit au bistouri : c'est là la pratique de Boeckel en particulier. Le thermo-cautère n'est utile que pour sectionner les tissus très vasculaires, muscles et isthme de la glande thyroïde. Le bistouri a plus d'avantage pour l'incision de la peau et de la trachée, organes durs, saignant peu, et sur lesquels le thermo-cautère perdrait beaucoup de temps.

L'opération peut du reste être exécutée exactement de la même façon qu'au bistouri.

1er temps. — L'opérateur incise avec le bistouri pointu la peau et le tissu cellulaire sur la ligne médiane, depuis le cricoïde jusqu'à 3 centimètres au-dessous. Pas d'hémorrhagie, à moins d'anomalie veineuse, et dans ce cas les écarteurs suffisent à l'arrêter. Le bistouri est abandonné pour le thermo-cautère.

2e temps. — Avec l'extrême pointe chauffée au rouge sombre, pratiquer sur la ligne médiane, du haut en bas de la plaie, une série de ponctuations rapides ou des raies légères de plus en plus profondes. C'est surtout au niveau de l'angle inférieur qu'il faut manœuvrer l'instrument avec rapidité et légèreté pour ne pas donner d'eschares en ce point où les tissus ne sont pas préservés.

Dès que la section des muscles est supposée assez profonde pour être complète, les écarteurs déplacés séparent les deux lèvres de la boutonnière musculaire, et la plaie profonde apparaît dans leur interstice : On distingue l'isthme du C. thyroïde et la trachée qu'il recouvre.

3e temps. — L'isthme est sectionné par quelques attouchements légers de la pointe du thermo-cautère, qui est promenée rapidement aussi sur la face antérieure de la trachée dans le reste de la plaie. Il faut la bien mettre à nu sans toutefois faire plus que l'effleurer.

Les écarteurs, portés au fond de la plaie, séparent alors tous les tissus sectionnés, et entre eux la paroi antérieure de la trachée apparaît, dénudée comme dans l'opération au bistouri sur un centimètre et demi de haut et quelques millimètres de largeur.

4e temps. — Le thermo-cautère devient inutile : le bistouri pointu est repris, et dès lors, nous renvoyons à la description que nous avons faite du procédé au bistouri. L'incision trachéale et l'introduction de la canule se font en effet de la même façon.

L'opération ainsi conduite n'a jamais duré que deux ou trois minutes : elle est exsangue pendant toute sa durée ; à peine doit-on donner quelques légers coups d'éponge au moment de la section de l'isthme thyroïdien.

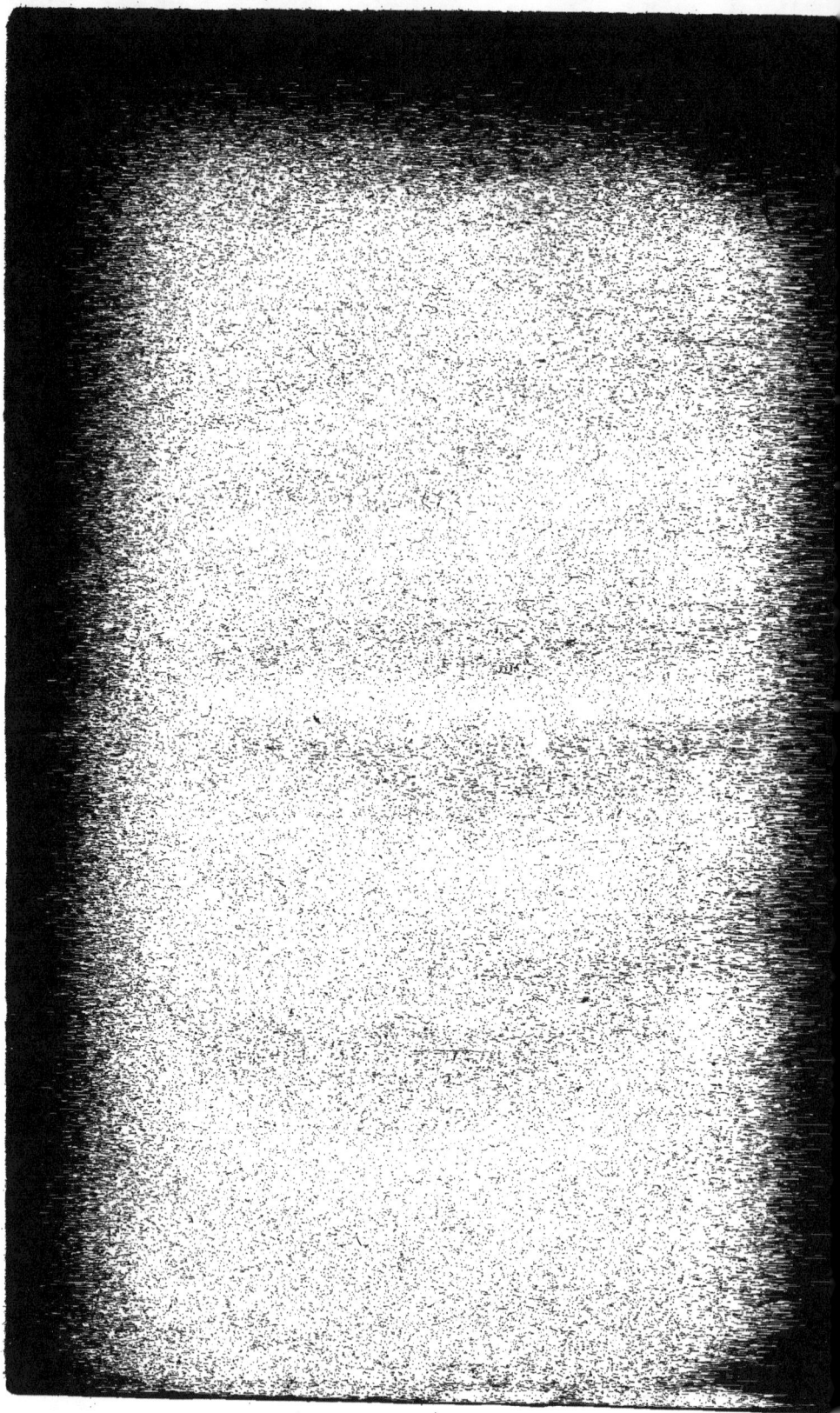

CHAPITRE III

Choix d'un procédé de trachéotomie.

Nous avons à comparer les avantages de ces différentes méthodes de trachéotomie. Ce parallèle sans doute n'est pas nouveau : il ne nous a paru intéressant à reprendre qu'à cause de l'intervention de l'anesthésie. Celle-ci, en effet, modifie les conditions opératoires et rend plus pratiques et plus faciles à exécuter des manières de faire qui, sans elle, mériteraient le discrédit où elles sont tombées partiellement, en France, dans le croup.

Voyons donc quelles sont les qualités des procédés principaux, comment ils s'appliquent aux différents cas de la pratique, comment enfin le chloroforme facilite leur emploi.

Mais tout d'abord, nous croyons devoir écarter du débat la méthode rapide en général, et particulièrement le procédé de M. de Saint-Germain : quelle que soit l'opinion que l'on ait sur les mérites de la crico-trachéotomie en un temps, on comprendra qu'elle n'a rien à gagner de l'anesthésie.

Procédé mixte.

Le procédé mixte présente un ensemble de qualités qui, à bien des points de vue, lui donnent une grande supériorité. Il convient admirablement à tous les cas d'urgence, car il est rapide et pratique. Sa rapidité égale celle du procédé en un temps et la dépasse même souvent, car il ne nécessite pas l'emploi du dilatateur : mais il n'est pas comme lui forcément rapide, et s'allie très bien avec une certaine lenteur, si rien ne presse, ou si l'opération est particulièrement délicate.

Il a sur les procédés lents l'avantage inappréciable dans certains cas de ne nécessiter ni aide spécial, ni instruments compliqués ; deux aides quelconques, non émotionnables, un bistouri pointu, un bistouri boutonné, un dilatateur, sont seuls nécessaires. Quant à l'éclairage, il peut être très insuffisant sans que cela crée un danger, et il serait exécuté convenablement même dans une demi-obscurité. Sans doute il exige une certaine habileté et du sang-froid, mais moins que le procédé de M. de Saint-Germain. Au lieu d'avoir à se conformer à des prescriptions minutieuses comme celles que nécessite ce dernier procédé, l'opérateur n'a son attention éveillée que sur la manœuvre de sa main gauche et surtout de l'index. Le doigt arrive vite à se reconnaître au fond de la plaie, s'il va avec lenteur et méthode, s'il revient avant chaque coup de bistouri au seul point de repère précis que présente le fond de la plaie, la saillie du cricoïde, enfin si l'opérateur s'attache à ne pas inciser la trachée avant qu'elle ne soit bien à nu, et que ses anneaux se sentent nettement sous l'ongle.

Exécuté de cette façon, et surtout dès qu'on en a l'habitude, il devient très sûr, et la comparaison à ce point de vue encore avec le procédé rapide est toute à son avantage. Tandis que dans celui-ci l'opérateur doit se contenter de renseignements pris avant l'opération, et se passe ensuite de toute autre source d'informations, dans le procédé mixte au contraire, il est tenu constamment en éveil par son index qui trace la voie au bistouri, et permet de reconnaître et de réparer les erreurs qui ont pu être commises ; grâce à ce guide, il sait à chaque moment où il se trouve, quelle distance le sépare de la trachée : celle-ci est toujours parfaitement sentie, soit recouverte encore des tissus qui sont en avant d'elle, soit dénudée complètement, et elle peut être incisée alors avec grande sûreté, le doigt l'indiquant au bistouri et l'immobilisant en même temps.

Mais il nous faut faire des réserves. Le procédé qui a l'index pour guide et qui n'utilise pas le secours de la vue se montre insuffisant dans deux circonstances, ou bien si l'opérateur n'a aucune expérience de la trachéotomie, ou si le cou de l'enfant présente des difficultés opératoires particulières.

Pour l'opérateur qui en est à ses débuts, surtout s'il ne conserve pas tout son sang-froid, la mauvaise exécution du procédé tient aux sensations confuses qu'obtient le doigt encore inhabile, mais surtout à l'écoulement sanguin qui existe souvent dès le premier coup de bistouri, et contre lequel on ne peut rien faire. Dès qu'il se produit avec quelque abondance, le trachéotomiste sans expérience rejette une lenteur qu'il croit dangereuse et use de précipitation ; il ne prend pas le temps de bien dénuder, et de reconnaître nettement la trachée, il l'incise un peu au hasard et vicieusement.

Or, c'est aux incisions vicieuses de la trachée que l'on peut rapporter la cause de toutes les difficultés de la trachéotomie.

Quand l'ouverture faite à cet organe est parfaite, c'est-à-dire médiane, rectiligne, de bonne longueur, on peut considérer l'opération comme finie, et l'introduction de la canule n'est plus qu'un jeu. Si au contraire elle est vicieuse, les difficultés ne font que commencer : quel que soit son défaut, qu'elle soit trop courte ou trop longue, oblique ou latérale, ou multiple, l'opérateur peut toujours craindre d'être arrêté en route, il est toujours exposé soit à n'introduire la canule qu'après de longs tâtonnements, soit même à la glisser dans le tissu cellulaire qui entoure la trachée.

Sans doute cela n'arrive pas à celui qui a l'habitude du procédé malgré les incorrections que présente souvent l'incision trachéale ; car il reconnaît vite en quoi cette ouverture est mauvaise, et il sait y parer promptement. Si elle est étroite, il l'agrandit avec le bistouri boutonné ; si elle est latérale ou oblique il sait comment on peut, avec l'ongle, l'entrebâiller, la présenter plus favorablement, de façon à ce que le biseau de la canule y glisse sans difficulté. Il peut enfin avoir recours au dilatateur dès que les artifices précédents ne réussissent pas, et il est absolument sûr de toujours mettre promptement la canule.

Les mêmes facilités n'existent pas si nous supposons l'opérateur novice, et le dilatateur lui-même, dernière ressource, est loin d'être infaillible, car on sait combien sa manœuvre est difficile quand on n'en a pas l'habitude. Les dangers qui menacent alors l'enfant, c'est l'asphyxie et l'hémorrhagie.

Ce danger d'hémorrhagie est très réel dans ces conditions, même quand la trachéotomie est faite au-dessus de l'isthme du corps thyroïde, dans un point où l'on ne peut guère avoir de blessure artérielle. L'écoulement de sang est d'origine veineuse, il est vrai, et s'arrête facilement dès que la canule est en place, et pour peu que l'on exerce simultanément une compression extérieure, mais, c'est à la condition seulement que la canule soit introduite, car c'est le principal, sinon le seul moyen hémostatique; tant qu'elle ne l'est pas, l'hémorrhagie continue et devient rapidement dangereuse pour un malade qui se trouve dans des conditions très mauvaises de résistance.

En second lieu, le procédé mixte ne remplit pas toutes les conditions de sécurité nécessaires dans le cas où le cou de l'enfant présente des difficultés particulières. Nous devons insister un peu sur ces causes de fautes opératoires dont quelques-unes sont à peine signalées, et qui ne sont cependant pas à mépriser, même pour le trachéotomiste le plus habile.

Les particularités anatomiques qui nous semblent influer le plus sur l'exécution de la trachéotomie, et qui la rendent difficile ou facile selon les cas, tiennent soit à l'âge de l'enfant, soit à la forme naturelle du cou, soit enfin à une déformation de cette région causée par la diphtérie elle-même.

Au-dessous de deux ou trois ans, l'opération est toujours moins facile : le cou est court, la brièveté de la distance crico-mentonnière gêne la main gauche qui doit s'y loger, celle de la distance crico-sternale expose le bistouri à s'approcher plus près de la région périlleuse des gros vaisseaux. Le cou est gras : la peau, doublée d'une couche épaisse de tissu adipeux forme souvent au niveau même du larynx un gros bourrelet transversal difficile à faire disparaître complètement par l'extension de la tête, sur lequel le doigt glisse, et au travers duquel les sensations sont confuses. Du reste, le petit volume du tube laryngo-trachéal, le peu de saillie du cricoïde, l'absence de la crête médiane du cartilage thyroïde se réunissent aux obstacles précédents pour rendre incertaine même à une main exercée l'exploration des organes profonds. La trachée qui ne donne que des sensations obscures à travers les téguments n'est pas reconnue plus nettement après l'incision cutanée : son exiguïté, sa flaccidité font qu'elle échappe facilement au doigt promené dans la plaie. et qui peut prendre pour elle un des muscles sterno-hyoïdiens.

A mesure que l'enfant grandit, les causes d'erreur précédentes disparaissent, mais il persiste une variété dans la forme naturelle du cou très importante pour l'opérateur.

Le cou est long ou court chez des enfants de même âge et de même taille : c'est la longueur apparente seule qui varie du reste, et elle est en relation avec la forme du thorax. La poitrine, en effet, est tantôt arrondie, en forme de tonneau ; la première côte se rapproche plus de l'horizontale, l'extrémité supérieure du sternum est portée en haut et en avant, et le cou est alors court et épais à la base. Dans la disposition inverse, la poitrine est aplatie d'avant en arrière, le cou long et élancé. M. Tillaux, dans son traité d'anatomie topographique a mentionné ces différences de longueur chez les enfants, et l'on voit dans ses tableaux qu'elles peuvent aller jusqu'à des écarts de un tiers. Cette inégalité nous semble être encore plus considérable, et elle est capitale pour préjuger la question de facilité ou de difficulté de la trachéotomie.

L'enfant étant supposé couché sur la table d'opération, dans la position classique, le cou en extension, s'il est court, le champ opératoire est très restreint : la portion chirurgicale de la trachée n'est pas seulement moins étendue, mais aussi plus profonde : dès son origine, elle s'enfonce obliquement et disparaît comme aspirée dans le thorax. L'index sent bien le cricoïde, mais ne distingue rien nettement au-dessous : pendant l'opération, il s'égarera plus facilement et dans une région plus dangereuse, puisqu'elle touche presque le sternum.

Si le cou au contraire, et cette disposition est plus fréquente, est long et mince, l'opération devient aussi simple et aisée qu'elle était précédemment semée d'obstacles : le larynx est mobile et facile à énucléer, l'espace crico-sternal très étendu, la trachée à fleur de peau : on la suit facilement avec le doigt sur une longueur de un centimètre et demi à 2 centimètres au-

P. 3

dessous du cricoïde, et, dans quelques cas, on pourrait presque compter avec l'ongle ses premiers anneaux.

D'autres dispositions anatomiques peuvent encore contre-indiquer le procédé mixte, en faisant craindre une hémorrhagie plus considérable. Ainsi, la présence d'une grosse veine super-ficielle, médiane ou traversant obliquement le trajet de l'inci-sion-cutanée de façon à ce qu'on ne puisse pas la ménager. Il en pourrait être de même si, fait rare sans doute, la présence d'une hypertrophie thyroïdienne notable laissait prévoir l'exis-tence d'un isthme anormalement développé. Quant aux veines profondes, on ne peut sans doute reconnaître d'avance ni leur volume ni leur nombre, mais une hémorrhagie est plus à craindre de leur fait dans tous les cas où le cou est très court, et où la réduction du champ opératoire oblige à descendre très près de sternum.

La région antérieure du cou peut enfin être déformée acci-dentellement, de façon à ce que la recherche des points de repère et le fonctionnement de la main gauche en soient très gênés. C'est dans certaines variétés malignes de diphtérie où la trachéotomie est cependant quelquefois nécessaire, malgré la gravité de l'état général. Les régions sous-maxillaires sont le siège d'une adénopathie quelquefois énorme, le tissu cellu-laire de la région antérieure du cou est œdématié par voisinage et donne lieu à un gonflement mollasse des téguments qui masque les organes profonds. Mais ces cas sont rares, et, si l'adénopathie diphtérique est assez commune, il est exception-nel qu'elle atteigne des proportions suffisantes pour devenir très gênante.

Le procédé mixte ne donne donc à l'opérateur qu'une sécu-rité douteuse quand, pour une des raisons précédentes, la trachéotomie est difficile, et, dans ce cas, nous répéterions volontiers ce que notre ami M. le Dr Luc disait récemment dans une communication à la Société de médecine pratique :
« Tout procédé par lequel on se propose d'ouvrir vite la trachée
« sans s'attarder à arrêter le sang et à voir distinctement la
« trachée exsangue au fond de la plaie, est une opération
« faite à l'aveugle. »

Dans les cas faciles au contraire, il nous semble excellent et presque sans danger. Mais, peut-il être employé alors sans inconvénients pendant l'anesthésie chloroformique?

On a dit que cette manière de faire exposait l'enfant à l'asphyxie par l'hémorrhagie trachéale, et M. de Saint-Germain, qui a développé cette idée dans sa clinique du 31 mars 1887, dit à ce propos : « Si la méthode de l'anesthésie était adoptée, « elle imposerait au chirurgien le devoir absolu de pratiquer « la trachéotomie par un seul procédé, celui de Trousseau. « C'est le seul qui permette de découvrir largement la trachée « et de ne l'inciser que lorsque la plaie est exsangue. Que de « risques en effet ne feriez-vous pas courir à un enfant anes-« thésié si vous l'opériez en un temps ou deux ou trois temps « et si vous laissiez tomber dans sa trachée une ondée san-« guine dont celle-ci n'aurait pas conscience et qu'elle n'expul-« serait par conséquent pas ».

Cette proscription complète de tout procédé qui n'est pas le procédé lent est motivée par l'opinion que le réflexe trachéal est supprimé chez l'enfant soumis au chloroforme. Mais, nous avons vu qu'il n'en est rien : la trachée réagit après comme avant ; elle expulse la fausse membrane : des quintes de toux surviennent dès que le sang commence à couler dans les voies aériennes, elles ne cessent que quand il est expulsé. Pour observer une diminution du réflexe trachéal, il faudrait pousser la chloroformisation jusqu'à la période de résolution complète, comme quand on veut faire une opération de quelque durée. Avec le procédé mixte, une narcose très superficielle, suffit. Ce que l'on veut obtenir, c'est l'immobilité passagère de l'enfant, elle survient dès que la période d'excitation est passée, à un moment où l'anesthésie est peu profonde. Ce n'est que le sommeil chloroformique, quelque chose comme la chloroformisation à la reine, et le réflexe trachéal reste intact.

Nous avons souvent opéré ou vu opérer de cette façon, puisque nous en rapportons 28 observations, c'est dire que nous avons cru obtenir ainsi sans danger de sérieux avantages. L'enfant y gagne de ne pas souffrir, l'opérateur trouve un bénéfice certain, comme nous l'avons vu plus haut, à opérer sur un malade immobilisé d'une manière parfaite, non sujet au

spasme ni à la syncope et chez lequel la circulation des veines
du cou est régularisée.

Il est un cas enfin, assez fréquent dans la pratique, où le
chloroforme peut rendre plus de services que jamais, c'est
quand on ne peut disposer d'un nombre suffisant d'aides ou
que les aides étant peu expérimentés, remplissent mal leur
rôle. Dans ce cas cependant le procédé mixte est seul indiqué,
car l'opération lente est impossible si l'on ne dispose de plusieurs aides et bien plus expérimentés encore.

Mais, si nous croyons que l'emploi du chloroforme facilite
beaucoup l'exécution du procédé mixte, nous n'irons pas jusqu'à dire qu'il en enlève toutes les difficultés, et qu'il permettrait
à un opérateur inexpérimenté de le pratiquer aisément. Ce ne
sont pas seulement les mouvements de l'enfant qui font com-
mettre des fautes opératoires pendant la trachéotomie, et sont
cause du retard à l'introduction de la canule : c'est surtout,
comme nous venons de le voir, l'inexpérience même de l'opérateur, son peu d'habitude à bien reconnaître la trachée dans la
plaie, à l'inciser correctement et dans l'étendue convenable,
enfin la difficulté à manœuvrer la canule ou le dilatateur quand
on s'en est peu souvent servi.

Aussi, nous pouvons conclure que, dans tous les cas où la
trachéotomie présente des difficultés, et pour tous les opérateurs
novices, le procédé lent qu'il nous reste à examiner est le procédé de choix.

Procédés lents.

Nous ne croyons pas avoir besoin d'insister longuement sur
les avantages considérables qu'ils procurent dans tous les cas
où ils peuvent être exécutés tels que nous les avons décrits. Ils
donnent la certitude absolue d'arriver facilement à la trachée,
ils suppriment la possibilité d'incisions vicieuses, puisqu'au
moment de l'ouverture on voit cet organe au fond de la plaie,
et dénudé sur une longueur suffisante ; il n'y a pas à redouter
des difficultés dans l'introduction de la canule, puisqu'elle est
glissée dans l'incision avec la vue pour guide.

Exécutée à la partie supérieure de la trachée, en un point relativement superficiel, l'opération n'a pas les difficultés que présentait la trachéotomie inférieure et sous-thyroïdienne de Trousseau : elle n'a plus les mêmes dangers, dus à la possibilité de blesser des vaisseaux artériels de l'importance du tronc brachio-céphalique. L'isthme du corps thyroïde que nous avons toujours sectionné ne donne même avec le bistouri qu'une hémorrhagie sans importance et facilement réprimée par les écarteurs.

Pratiquée avec l'aide du chloroforme, la trachéotomie lente devient enfin, chez l'enfant comme chez l'adulte, une véritable opération chirurgicale qui peut être réglée et posée, car les différents temps en sont accomplis facilement, sans être gênés par des mouvements intempestifs que les meilleurs aides ne supprimeraient pas complètement sur un malade éveillé.

Rien n'est laissé à l'imprévu, et l'opérateur n'a plus à craindre un accès de suffocation qui, amenant l'asphyxie, forcerait à terminer par un procédé rapide, en perdant le bénéfice de la lenteur première.

On peut donc, par les moyens que l'on juge les meilleurs, éviter ou arrêter l'hémorrhagie : le malade ne perd que le minimum possible du sang, ce qui n'est pas sans avantage dans une maladie grave comme la diphtérie, et l'incision de la trachée étant faite à sec, on empêche l'écoulement de la moindre quantité de sang dans les voies aériennes. Avec le procédé lent cela est nécessaire, car le malade doit être, pour la commodité de l'opération, dans la résolution complète, et son réflexe trachéal pourrait dès lors être un peu insuffisant.

Mais cette manière d'opérer qui convient principalement dans les cas où nous avons trouvé le procédé mixte un peu défectueux, est-elle applicable dans le croup, est-elle pratique ? Tout d'abord, n'est-elle pas trop lente ?

Si le malade est à une période très avancée d'asphyxie, le procédé lent est à rejeter : il peut être trop lent, et il ne serait pas appliqué avec sécurité et sans qu'on ait à craindre d'accès de suffocation, puisque le chloroforme, pouvant être dangereux est contre-indiqué. Ce cas doit arriver rarement si l'on peut suivre le malade et l'opérer avant qu'il ait atteint une période aussi avancée. Il est plus fréquent à l'hôpital où l'on apporte assez souvent des enfants qui ne respirent plus qu'à peine, ou même ont déjà rendu le dernier soupir : on est obligé d'aller vite, et cette nécessité est cause que le procédé mixte sera toujours employé et ne pourra jamais être supplanté complètement à l'hôpital par une manière d'opérer plus lente.

Mais un enfant arrivé à la fin de la seconde période du croup avec du tirage permanent très fort, disparition presque complète du murmure vésiculaire, à un moment où l'opération est encore dite urgente, supporte très bien le chloroforme. La trachéotomie n'est plus une question de secondes, mais de minutes. Presque tous nos opérés avaient atteint cette période.

Ce qui rend nécessaire avec les procédés rapides ou mixtes une prompte terminaison de l'opération, c'est que l'introduction de la canule est le seul moyen efficace d'arrêter l'hémorrhagie et de parer aux accès de suffocation quand ils se produisent. Avec le chloroforme au contraire le danger des accès disparaît ; avec le procédé lent, la crainte de l'hémorrhagie est supprimée, puisqu'on a tout le temps nécessaire pour la réprimer.

Nous avons légitimé la lenteur ; nous pouvons dire maintenant qu'elle n'est pas considérable, quand on emploie les procédés que nous avons décrits : la trachéotomie peut être faite en 2 minutes en y comprenant l'introduction de la canule ; elle n'a jamais duré plus de 4 minutes. Comparée à la durée des opérations de Trousseau, c'est là une rapidité relative, et elle est due à la manière de faire l'hémostase. Que celle-ci soit obtenue définitivement, comme avec le thermo-cautère, ou provisoirement, comme avec les écarteurs que nous décrivons, elle ne cause aucune perte de temps. Il ne saurait en être de même pour toutes les autres manières d'arrêter l'écoulement du sang, par la forcipressure, la ligature ou par l'opération avec la sonde cannelée.

Le procédé lent, grâce au chloroforme, est donc applicable à l'enfant atteint de croup, il est facile à exécuter ; il est sûr ; il a le seul défaut d'être moins pratique que les procédés habituellement usités.

Si on opère avec le fer rouge, il faut un thermo-cautère, et, bien que cet instrument soit d'un usage très répandu, bien que sa manœuvre soit facile, il est cependant moins vulgarisé que le bistouri.

Un bon éclairage fixe est aussi des plus indispensables, quand on opère pendant la nuit. Nous avons plusieurs fois fait la trachéotomie lente à l'hôpital, éclairé par le gaz, et nous avons pu tout aussi bien, de cette façon, suivre tous les temps de l'opération. En ville sans doute on est moins bien servi, mais la même nécessité d'une vive lumière existe dans le procédé de M. de Saint-Germain.

Enfin, il est utile d'avoir un plus grand nombre d'aides et ils doivent être plus expérimentés que dans un procédé rapide ou mixte où leur rôle se borne à immobiliser l'enfant. Dans le procédé lent avec chloroforme, la fixation de l'enfant est inutile, il est vrai, mais les personnes qui assistent l'opérateur ont besoin de le faire avec plus d'intelligence, que leurs fonctions consistent à tenir les écarteurs, ou à éponger, ou à faire manœuvrer le thermo-cautère.

Ces conditions nécessaires à réaliser nuiront sans doute à la diffusion du procédé lent avec chloroforme. Dans quelle mesure, nous l'ignorons. Tout ce que nous voulions établir, c'est que, quand il peut être exécuté, il donne les meilleurs résultats, non seulement dans tous les cas où la trachéotomie étant facile, tous les procédés sont bons, mais particulièrement quand l'opération est rendue difficile et plus périlleuse par le jeune âge de l'enfant, la forme du cou naturelle ou accidentelle.

Jamais alors, pour un opérateur novice surtout, la lenteur et le luxe de précautions ne seront inutiles.

Des deux procédés de la méthode lente que nous avons employés, quel est le meilleur ? Pour préciser l'impression qu'ils nous ont donnée, nous devons examiner les avantages de chacun d'eux pendant l'opération, et d'autre part les suites de l'opération, et la marche de la plaie.

Pendant l'opération, le thermo-cautère a sur le bistouri l'avantage de donner une hémostase plus facile : on peut suivre pendant tout le temps, presque sans éponger, les détails de la trachéotomie qui se fait à blanc. Avec le bistouri, si l'on obtient la même hémostase absolue dès que tous les tissus prétrachéaux sont incisés, on est obligé cependant, jusqu'à ce moment, d'éponger assez fréquemment pour tarir l'écoulement capillaire des surfaces de section non encore comprimées par les écarteurs.

Avec le thermo-cautère, il faut changer plusieurs fois d'instruments, déposer le bistouri dès que la peau est sectionnée, pour le reprendre au moment de l'incision trachéale ; mais c'est là une complication plus apparente que réelle. Ce qui est plus difficile, c'est de manœuvrer la pointe avec toute la légèreté qui est recommandée, de façon à ne faire que de simples attouchements aux différentes couches que l'on incise et à ne pas provoquer de brûlure notable, surtout de la trachée. Cela est nécessaire si l'on ne veut déterminer au niveau des points trop fortement touchés des eschares sérieuses favorisées surtout par le jeune âge des malades et leur état général souvent déplorable.

En somme, avec l'instrument incandescent, l'hémostase absolue, but principal, est plus facilement et plus complètement obtenue, mais le manuel opératoire est plus compliqué plus difficile, et enfin un aide de plus est nécessaire, pour faire fonctionner le thermo-cautère. Aussi le bistouri nous paraît-il être plus avantageux.

Quelles sont maintenant les suites de l'opération et la marche de la plaie dans l'opération au fer rouge ?

Nous étions convaincus d'avance, après avoir lu les conclusions si formelles des auteurs qui l'ont le plus souvent employé, que le procédé au thermo-cautère bien appliqué n'est pas dangereux : la pratique nous a démontré qu'il en était bien ainsi.

On lui a reproché tout d'abord de provoquer des hémorrhagies secondaires ; le fait est nié par Bœckel, Poinsot ; nous ne l'avons jamais observé.

Quant aux eschares consécutives, elles existent toujours, cela est inévitable, et le seul point que nous devions établir c'est leur importance réelle dans les cas que nous avons observés et où toutes les précautions étaient prises pour les réduire au minimum.

Dans toutes nos observations la marche des lésions est semblable : dès le lendemain, la peau voisine de la plaie devient un peu rouge, gonflée, douloureuse ; les jours suivants, l'eschare se montre au niveau de la peau, extrêmement mince sur les deux lèvres de la plaie, un peu plus épaisse aux deux extrémités et surtout à l'extrémité inférieure non protégée par les écarteurs. Vers le 5e ou 6e jour, elles commencent à se détacher, et la plaie suppure assez abondamment. Le pus coule au dehors, nécessite des changements plus fréquents de la cravate de mousseline : il s'écoule de même probablement en petite quantité dans la trachée, et c'est ainsi du moins que nous expliquons les accès de petite toux quinteuse que nous avons observés chez nos malades pendant la période de suppuration de la plaie.

A ce moment et les jours suivants, quand on retire la canule pour examiner la plaie, on est défavorablement impressionné par son aspect. L'ouverture cutanée est un peu agrandie par la chute des points sphacélés, ses bords sont irréguliers : nous n'y avons jamais du reste observé le développement de fausses membranes diphtériques. Quant au trajet qui va de la peau à la profondeur, il a, lui aussi, une coloration grisâtre d'assez mauvaise apparence.

Tous ces détails se réunissent pour donner des inconvénients à l'emploi du thermo-cautère, et pour engager à user plutôt du bistouri.

Mais hâtons-nous d'ajouter que toutes ces particularités que nous signalons n'empêchent pas d'obtenir avec l'instrument incandescent des résultats excellents.

La cicatrice cutanée est à peine un peu plus grande que celle que l'on obtient par les procédés ordinaires, et la différence d'aspect, même au point de vue esthétique, est minime.

Le gonflement et l'induration des tissus qui forment le trajet de la plaie trachéotomique diminuent peu à peu, et finalement, après la cicatrisation définitive, il n'en reste aucune trace ; on ne sent pas davantage de bride cicatricielle unissant la peau à la profondeur.

Les trois malades qui ont guéri (obs. XLIV, XLVI, XLIX) présentaient au moment de leur départ de l'hôpital une cicatrice dont l'aspect était excellent, et les nouvelles que nous en avons eues, plusieurs mois après leur guérison montrent que cette guérison est aussi parfaite que possible.

OBSERVATIONS

Nous ne pouvons donner ici qu'un résumé des 50 observations de trachéotomie avec chloroforme, que nous avons recueillies : nous insisterons sur les détails seulement qui concernent l'effet du chloroforme, les avantages du procédé employé, et nous glisserons sur le traitement médical, qui a été institué concurremment.

Ces observations sont divisées en trois séries, selon que l'opération a été exécutée par le procédé mixte, ou par les procédés lents au bistouri ou au thermo-cautère.

I

Trachéotomies par le procédé mixte.

Obs. I. — X... (juillet 1887). Cette opération est rapportée dans le Journal de médecine de Paris (octobre 1887).

L'enfant X..., âgé de 4 ans et demi, avait été opéré une première fois pour croup : il présentait de nouveau des accès de suffocation qui rendirent la trachéotomie indispensable. (Diagnostic douteux, croup ou œdème de la glotte.)

Il a un tirage sus et sous-sternal très intense et continu au moment où le chloroforme est administré, et il vient d'avoir un violent accès de suffocation. Il s'endort facilement : la dyspnée n'est pas modifiée.

L'opération est exécutée par le procédé mixte, sans hémorrhagie notable. Dès que la canule est en place, survient un état syncopal sérieux et prolongé, avec pouls misérable, respiration irrégulière. Ces accidents cessent bientôt du reste sous l'influence de flagellations énergiques.

Mort quelques jours après.

Obs. II. — G..., Marie, 2 ans et demi (octobre 1887). Angine depuis six jours, croup depuis deux jours. A son entrée, tirage continu très intense, entrecoupé d'accès de suffocation. La diphtérie est de forme grave.

Le chloroforme donné pour calmer l'enfant est bien supporté : il ne diminue pas la dyspnée. Aussi la trachéotomie est faite pendant que la malade dort encore : elle est rapide, la canule entre, glissée sur le doigt, une fausse membrane est rejetée. L'enfant est soulagée par l'opération, et se réveille vingt minutes après, sans accidents.

Morte deux jours après, par suite des progrès de la diphtérie.

Obs. III. — S.... Marie, 3 ans (novembre 1887). Angine depuis dix jours, croup depuis cinq, tirage continu depuis hier.

La malade est pâle et chétive : elle est prise au départ de ses parents d'un violent accès de suffocation qui rend la trachéotomie nécessaire.

Le chloroforme amène un sommeil rapide, sans période d'excitation. L'opération ne donne lieu à aucun écoulement de sang, et comme le cou est maigre, la trachée à fleur de peau, on peut suivre de l'œil tous les temps de l'opération. Le fond de la plaie étant exsangue, il n'y a pas de quinte de toux au moment où la trachée est ouverte. La canule introduite détermine des secousses de toux qui expulsent une fausse membrane volumineuse. Grand calme de suite après, et réveil complet au bout de dix minutes.

L'état général s'aggrave, l'enfant s'affaiblit rapidement, et meurt deux jours après.

Obs. IV. — R..., Jean, 3 ans (novembre 1887). Angine depuis sept jours, croup depuis vingt-quatre heures : a eu déjà plusieurs accès de suffocation.

A son entrée, dyspnée continue intense, avec grande agitation. La trachéotomie est nécessaire.

Le chloroforme détermine une période d'excitation vive mais courte : le tirage n'est pas diminué.

Dès l'incision de la peau, hémorrhagie assez forte venant d'une veine superficielle. A l'ouverture de la trachée, quintes de toux énergiques, rejetant le sang qui n'y coule du reste qu'en petite quantité, la canule étant introduite rapidement. Les secousses de la toux expulsent les fausses membranes et semblent être aussi énergiques que sur un enfant éveillé. Réveil complet un quart d'heure après. Pas de soulagement : mort trente-six heures après l'opération.

Obs. V. — B..., Léon, 3 ans et demi (novembre 1887). A son entrée, l'angine existe depuis 9 jours, le croup depuis 24 heures. Le tirage est permanent, très fort, le murmure vésiculaire s'entend à peine. Opération une heure après.

Le chloroforme est bien supporté : pas de période d'excitation ; grande pâleur de la face. La trachéotomie est faite très rapidement, la canule introduite de suite ; des quintes de toux rejettent un peu de sang et une fausse membrane.

L'enfant paraît un peu fatigué, sa respiration est languissante, mais le pouls est fort et régulier. Réveil complet dix minutes après.

La convalescence est traversée par l'apparition de complications pulmonaires qui retardent la guérison. L'enfant ne sort guéri que 21 jours après son entrée.

Obs. VI. — C..., Gilbert, 5 ans et demi (novembre 1887). Angine et croup depuis 3 jours : à l'entrée, l'enfant a du tirage continu, intense avec accès de suffocation. Le murmure vésiculaire ne s'entend plus. L'opération est urgente le malade est endormi à cause de sa grande agitation.

Le chloroforme provoque une vive période d'excitation, puis tout à coup la respiration se ralentit, la figure se cyanose. Sans chercher à pousser plus loin l'anesthésie, l'opérateur pratique rapidement la trachéotomie L'enfant revient à lui presque aussitôt, et avec l'aide de la respiration artificielle. Quatre jours après l'opération, survient une hémorrhagie artérielle, qui s'arrête par l'introduction d'une canule d'un numéro plus élevé. Mais, trois jours plus tard, une nouvelle hémorrhagie de sang rouge emporte l'enfant.

A l'autopsie, on ne trouve aucune lésion des gros troncs artériels de la base du cou. La seule artériole que l'on puisse incriminer, sans que du reste on retrouve sa section, est l'artère crico-thyroïdienne, car l'opération a consisté involontairement en une crico-trachéotomie.

Obs. VII. — P..., Gaston, 2 ans (novembre 1887). Angine depuis quatre jours, croup depuis quarante-huit heures ; État général bon. A l'entrée, tirage permanent modéré ; mais, plusieurs accès de suffocation survenant, la dyspnée dévient assez grande, six heures après, pour rendre la trachéotomie urgente.

Sommeil rapide, après légère période d'excitation. L'opération est rapide, l'écoulement de sang minime. Des secousses de toux expulsent la fausse membrane dès l'introduction de la canule. Le réveil est troublé par quelques efforts de vomissement sans conséquence.

Les jours suivants, marche décroissante de la diphtérie. La canule est enlevée définitivement le huitième jour, et l'enfant sort guéri quinze jours après son entrée.

Obs. VIII. — M..., Marie, 2 ans (novembre 1887). Angine et croup depuis deux jours ; plusieurs accès dès le début. A l'entrée, tirage permanent intense, avec grande agitation ; bientôt un accès survient.

Pour calmer cet état nerveux, on fait respirer du chloroforme à l'enfant ; elle s'endort après une période d'excitation assez vive ; la dyspnée reste aussi forte pendant le sommeil.

La trachéotomie est faite pendant que la malade est endormie ; une hémorrhagie assez abondante est due au premier coup de bistouri. La canule est introduite rapidement, glissée le long de l'index, et, en même temps, de fortes secousses de toux expulsent du sang et la fausse membrane.

Le réveil est rapide.

Malgré un soulagement momentané, l'état général reste très mauvais, la température s'élève à 39°, puis à 40°, et la mort survient le surlendemain,

A l'autopsie, on trouve une généralisation des fausses membranes à tout l'arbre bronchique, et de la congestion des poumons.

Obs. IX. — F..., René, 4 ans et demi (novembre 1887). A l'entrée, angine assez intense : la voix est à peine rauque. Le croup augmente le lendemain, et le surlendemain, après un violent accès, la trachéotomie est nécessaire. L'enfant est très agité et difficile à maintenir, aussi est-il endormi.

Pendant la chloroformisation, il se débat vivement, mais se calme bientôt. L'opération est très rapide : dès l'entrée de la canule, expulsion d'une fausse membrane et d'un peu de sang. Le réveil est presque immédiat.

La guérison est retardée par quelques complications (paralysie du voile du palais, abcès sous sterno-mastoïdien). Aussi le malade ne quitte l'hôpital que quarante jours après son entrée ; mais, depuis longtemps, la canule est retirée et la plaie fermée.

Obs. X. — D..., Fernande, 2 ans (décembre 1887). Angine depuis cinq jours. Group depuis vingt-quatre heures. État général mauvais.

Avant son entrée elle a eu déjà plusieurs accès : elle en a un peu après, à dix heures du soir, assez fort pour faire penser à la trachéotomie. A cause du jeune âge, il semble préférable de chercher à faire cesser le spasme. L'enfant est chloroformé superficiellement : il s'endort avec facilité. La dyspnée diminue beaucoup, et le calme persiste toute la nuit.

Le lendemain matin, léger tirage sous-sternal. Dans la journée, l'agitation revient, des accès surviennent et augmentent d'intensité vers le soir.

La malade est endormie de nouveau avec la plus grande facilité et est maintenue sous le chloroforme pendant quelques minutes. La respiration devient plus facile, et le reste de la nuit se passe sans accès. Mais le tirage permanent augmente, et le calme est moins grand que la nuit précédente.

Le lendemain la dyspnée est continue et la trachéotomie retardée autant que possible est devenue nécessaire à la visite du matin. Après une chloroformisation légère très bien supportée, mais qui ne diminue plus le tirage, la trachéotomie est exécutée. Rejet d'une fausse membrane ramifiée dès l'introduction de la canule.

L'enfant est peu soulagé par l'opération, l'état général reste aussi mauvais, et la mort survient deux jours après la trachéotomie.

Obs. XI. — P..., André, 5 ans (décembre 1887). Angine et croup depuis 2 jours. A l'entrée, le tirage continu intense et le début d'asphyxie nécessitent l'opération. Comme l'enfant est en même temps très agité, il est endormi. *

Période d'excitation assez forte suivie bientôt de résolution ; le tirage ne diminue pas, la figure est très pâle, le pouls régulier. La trachéotomie est faite rapidement, la canule entre de suite, et de fortes secousses de toux expulsent la fausse membrane. Réveil complet au bout d'un quart d'heure.

Le malade guérit très vite, malgré quelques complications pulmonaires, et sort 18 jours après son entrée.

Obs. XII. — B..., Alfred, 2 ans (déc. 1887). Angine grave depuis 3 jours, croup depuis 48 heures, qui a déjà donné lieu à plusieurs accès de suffocation.

L'enfant, entré à 11 heures du matin, n'a qu'un tirage léger, mais il est pris pendant la journée de plusieurs accès, de plus en plus forts : aussi la trachéotomie devient-elle presque nécessaire le soir. Pour la retarder en calmant cet état nerveux on administre du chloroforme. Le malade a une période d'excitation assez vive, mais s'endort rapidement et est maintenu endormi pendant quelques minutes. La dyspnée diminue, il n'y a pas d'accès pendant le reste de la nuit, mais le tirage permanent augmente.

Le lendemain matin, le tirage est toujours permanent et croissant, le murmure vésiculaire ne s'entend plus, la trachéotomie ne peut plus être retardée. Elle est exécutée pendant le sommeil chloroformique qui, cette fois, ne modifie pas sensiblement la dyspnée.

L'opération se fait sans hémorrhagie notable, car elle est rapidement terminée. Des quintes de toux rejettent une fausse membrane.

Tout d'abord soulagé par cette trachéotomie, l'enfant s'affaiblit cependant de plus en plus, et meurt trois jours après.

Obs. XIII. — B..., Estelle, 22 mois (décembre 1887). Angine depuis 4 jours, croup depuis 36 heures. Le jour de l'entrée, il n'y a que des accès légers : la dyspnée est intermittente.

Le lendemain matin, tirage permanent modéré, grande agitation, deux accès à peu d'intervalle, dont le second est très fort. Un vomitif est administré. Sous son influence la journée et la nuit sont calmes, sans accès, mais le tirage permanent augmente.

Le jour suivant même agitation, avec dyspnée plus forte. Second vomitif, mais il n'obtient plus la même action que la veille et le tirage augmente jusqu'au soir où la trachéotomie est nécessaire. Elle est faite sous le chloroforme qui ne facilite pas, lui non plus, la respiration.

La trachéotomie est terminée rapidement : des quintes de toux rejettent une fausse membrane et un peu de sang. Réveil vingt minutes après sans accidents.

L'état général est assez satisfaisant pendant les 2 ou 3 jours qui suivent l'opération, puis la fièvre s'élève, la respiration devient plus fréquente, et l'on constate bientôt l'existence d'une broncho-pneumonie dont la malade meurt 10 jours après son entrée.

OBS. XIV. — D..., Louise, 3 ans (décembre 1887). Angine depuis 6 jours, croup depuis 3. A eu plusieurs accès de suffocation la nuit précédente.

A l'entrée, diphtérie grave, état général médiocre : le tirage permanent est modéré, mais l'agitation très grande. Une heure après, un accès violent survient, et rend la trachéotomie nécessaire. Il est passé depuis quelques instants quand elle est faite.

Le chloroforme amène le sommeil au bout de quelques minutes seulement, sans donner de période d'excitation. La trachéotomie donne lieu à un écoulement de sang notable ; la canule est mise à l'aide du dilatateur. Des quintes de toux ont lieu d'une manière incessante et expulsent le sang tombé dans la trachée.

Réveil au bout d'un quart d'heure.

La malade est très améliorée pendant une journée ; mais elle s'affaiblit rapidement, et meurt quatre jours après.

OBS. XV. — L..., Berthe, 2 ans et demi (décembre 1887). A l'entrée, angine intense, mauvais état général. Le tirage sus et sous-sternal est très fort et permanent. L'opération est urgente.

Chloroformisation facile, pas de période d'excitation. La dyspnée n'est pas diminuée. La trachéotomie est difficile, l'hémorrhagie assez forte. La canule est mise avec l'aide du dilatateur. Des secousses de toux expulsent le sang et la fausse membrane. Réveil complet dix minutes après.

La malade est très soulagée, elle va bien pendant quelques jours, mais la respiration reste fréquente et la température s'élève. Finalement, les complications pulmonaires amènent la mort 10 jours après.

OBS. XVI. — M..., Jeanne, 4 ans (décembre 1887). Angine depuis 6 jours, croup depuis 4 : nombreux et forts accès de suffocation depuis hier. Mauvais état général.

Deux heures après son entrée, l'opération est décidée, la dyspnée restant continue, et la malade se fatiguant (légère cyanose, figure pâle).

Le chloroforme agit lentement, après une période d'excitation assez vive ; le tirage n'est pas modifié. Opération rapide, sans hémorrhagie sérieuse ; la canule entre de suite, glissée sur l'index,

L'enfant est très calme après l'introduction de la canule, et se réveille rapidément, mais la respiration reste fréquente, et le soulagement n'est pas considérable.

La diphtérie fait des progrès, l'enfant s'affaiblit, et est emmené mourant par ses parents, 7 jours après.

OBS. XVII. — V..., Charlés, 3 aus (décembre 1887). Angine et croup depuis 5 jours : quelques accès de suffocation hier, tirage permanent depuis quelques heures. État général bon.

L'enfant est très fatigué par la dyspnée ; il a bientôt un accès de suffocation violent après lequel il est opéré. Comme il est très agité, il est endormi. Sommeil rapide après une période d'excitation courte ; pas de diminution du tirage.

Opération faite rapidement ; la canule entre de suite. L'hémorrhagie du reste est très peu forte. Après quelques quintes de toux qui expulsent une longue fausse membrane et du sang, le malade retombe dans un demi-sommeil, avec respiration très calme.

Les suites sont des plus simples, la canule est retirée au 6e jour, et l'enfant sort guéri, 12 jours après l'opération.

OBS. XVIII. — B...., Louise, 3 ans.

À son entrée, état général mauvais, angine grave ; le croup est arrivé à la fin de la seconde période. La trachéotomie est faite d'urgence pendant la visite du matin.

L'agitation très grande de l'enfant motive le chloroforme qui procure un sommeil rapide, sans période d'excitation ; il ne fait pas respirer mieux. L'opération est faite assez lentement, la canule introduite avec le dilatateur.

Quant à l'hémorrhagie, elle est très modérée, et détermine des quintes de toux qui expulsent en même temps une fausse membrane ramifiée.

La malade retombe de suite dans un sommeil paisible d'où elle sort un quart d'heure après.

Mais la diphtérie fait des progrès rapides, et amène la mort 48 heures après l'opération.

OBS. XIX. — C..., Joseph, 5 ans (décembre 1887). Angine depuis 5 jours, croup depuis 48 heures. A son entrée, il est au commencement de la seconde période du croup ; agitation, quelques accès, tirage permanent léger. Épaisses fausses membranes dans l'arrière-gorge, et jetage nasal.

Le lendemain, après plusieurs accès dans la journée, la trachéotomie devient nécessaire le soir. L'enfant assez agité est chloroformé ; il s'endort facilement après une petite période d'excitation ; sa respiration semble un peu plus facile, mais le murmure vésiculaire ne s'entend pas davantage.

P.

Opération faite rapidement. L'air sort en sifflant au moment de l'incision trachéale ; une quinte de toux expulse du sang. Le canule introduite entre en éprouvant une certaine résistance. Dès qu'elle est en placé, l'enfant ne respire plus, le tirage recommence. L'opérateur retire la canule, croyant qu'elle a fait fausse route : l'enfant ne respire pas mieux, il commence à se cyanoser. Une canule plus petite est glissée sur le dilatateur, elle est bien dans la trachée car, une plume introduite dans sa cavité ramène un fragment de fausse membrane. Il y a donc probablement pelotonnement de la fausse membrane, mais c'est en vain que l'on cherche à la retirer avec la pince ordinaire, car la longue pince à double articulation de Mathieu n'est pas sous la main, et l'enfant meurt rapidement d'asphyxie.

Autopsie. — Fausses membranes laryngiennes épaisses : elles s'arrêtent brusquement au niveau de la plaie trachéale, et on n'en retrouve plus qu'au-dessus de la bifurcation des bronches. En ce point se trouve un bouchon, obstruant complètement la trachée, formé par le pelotonnement de tout le cylindre pseudo-membraneux de la trachée-artère et se continuant directement avec les fausses membranes des bronches qui se prolongent jusque dans les bronchioles.

Obs. XX. — G... Charles, 3 ans (janvier 1888). A l'entrée, le croup date de deux jours ; il est arrivé au commencement de la seconde période ; des accès de suffocation se succèdent dans la journée. Le tirage permanent s'accroît et l'opération devient nécessaire le soir. L'angine est grave, les fausses membranes épaisses et grisâtres.

Il s'endort après une petite période d'excitation, la dyspnée n'est pas diminuée. L'opération est terminée rapidement sans hémorrhagie notable, une quinte de toux expulse une grosse fausse membrane. Des efforts de vomissements surviennent peu après, pendant lesquels la respiration est irrégulière, mais le pouls normal ; l'enfant retombe dans l'immobilité d'où il ne sort que vingt minutes après.

Il n'est soulagé que momentanément par l'opération, la respiration reste fréquente, la température s'élève. Mort 48 heures après.

Obs. XXI. — C..., Léon, 4 ans et demi (janvier 1888). Angine depuis 5 jours, croup depuis 2 jours. A l'entrée, l'enfant a un très fort tirage permanent sus et sous-sternal, le murmure vésiculaire ne s'entend plus ; opération quelques instants après.

L'enfant supporte très bien le chloroforme, s'endort rapidement sans période d'excitation notable. L'opération très rapide s'accompagne de très peu d'hémorrhagie. A l'introduction de la canule, rejet d'une fausse membrane. Réveil dix minutes après.

La diphtérie continue ses progrès et enlève le malade quelques jours après la trachéotomie.

OBS. XXII. — D..., Georges, 2 ans (janvier 1888). A l'entrée, le croup date de 4 jours. L'enfant est agité, a plusieurs accès de suffocation dans la journée : la trachéotomie devient nécessaire le soir.

L'enfant s'endort après une légère période d'excitation. Il semble que la respiration devient un peu plus facile, et que le tirage est moindre.

L'opération est faite rapidement, l'écoulement de sang est assez abondant, la canule entre de suite, glissée sur l'index. Des secousses de toux rejettent la fausse membrane. La respiration devient de suite calme et régulière, le réveil se fait dix minutes après.

Les jours suivants, l'enfant va très bien, mais 5 jours après la trachéotomie, la température s'élève, la respiration devient fréquente, et on constate une broncho-pneumonie qui enlève le malade 17 jours après son entrée à l'hôpital.

OBS. XXIII. — C... Léon, 3 ans et demi (janvier 1888). A l'entrée, croup depuis 2 jours : agitation, pâleur, tirage continu modéré, peu d'angine, état général bon. Quelques petits accès dans la journée avancent la période asphyxique, et un accès très fort le soir rend l'opération urgente.

Le chloroforme donne une petite période d'excitation : l'enfant s'endort vite ; il ne respire pas mieux.

La trachéotomie est faite rapidement, presque exsangue. Une forte quinte de toux expulse la fausse membrane. Reporté à son lit, le malade se réveille complètement dix minutes après, sans avoir rien présenté de notable. Les suites sont des plus simples. La canule est enlevée définitivement au 5e jour, la plaie se ferme le 8e ; l'enfant quitte l'hôpital 13 jours après son entrée.

OBS. XXIV.— L..., Cécile, 3 ans et demi (janvier 1888). Opérée peu après son entrée.

Le chloroforme est très bien supporté, la trachéotomie ne présente rien de remarquable.

Mort le lendemain, de diphtérie.

OBS. XXV. — B..., Marguerite, 4 ans et demi (janvier 1888). Angine depuis 4 jours, croup depuis 48 heures.

A l'entrée, le tirage est modéré, mais l'enfant très agité a plusieurs accès dans la journée, et un en particulier le soir, après lequel on agite la question de la trachéotomie, tant il a été intense. On préfère avoir recours au chloroforme dont l'action est prolongée quelques minutes. La dyspnée diminue, l'agitation cesse, et la nuit est calme, malgré la persistance d'un peu de tirage continu.

Le lendemain, la dyspnée est très forte ; plusieurs accès dans la journée, peu intenses. Le soir, l'intervention ne peut plus être retardée.

L'enfant est endormi facilement : il semble respirer un peu mieux. Le procédé mixte est exécuté rapidement, et la canule entre de suite. Quintes de toux.

Suites excellentes. La canule est enlevée définitivement le 6e jour, et la malade quitte l'hôpital, 12 jours après son entrée.

OBS. XXVI. — T..., Pierre, 2 ans (janvier 1888). Croup depuis deux jours. A l'entrée, il est arrivé à sa seconde période. L'intervention est nécessaire. Après plusieurs essais infructueux de tubage du larynx (essais qui sont faits d'abord sur l'enfant éveillé et se débattant vigoureusement, puis pendant l'anesthésie chloroformique), la trachéotomie est exécutée pendant que le malade est encore endormi.

Reporté à son lit, il est un peu fatigué, car il a été endormi pendant assez longtemps. Il se réveille complètement 20 minutes après.

Après une longue période d'amélioration, il finit par succomber à des complications pulmonaires 25 jours après l'opération.

OBS. XXVII. — M..., Léontine, 4 ans et demi (décembre 1888). A son entrée, seconde période du croup : l'opération est nécessaire.

Faible période d'excitation, sommeil rapide.

Le cou étant court, la trachée impossible à sentir de l'extérieur, à cause du gonflement, le procédé mixte est assez difficilement exécuté, l'hémorrhagie est notable, et la canule introduite avec peine à l'aide du dilatateur. Pendant tout ce temps du reste, quintes de toux répétées comme celles d'un malade éveillé.

Après l'opération, la respiration, un peu faible tout d'abord, redevient rapidement normale, et le réveil complet se fait un quart d'heure après.

L'enfant guérit vite de la diphtérie, mais ne peut être débarrassé de la canule qu'au bout de deux mois. Il quitte l'hôpital complètement guéri.

II. — Trachéotomies par le procédé lent, au bistouri.

OBS. XXVIII. — B..., Fidéline, 4 ans et demi (novembre 1887). Angine depuis huit jours, croup depuis hier matin : plusieurs accès de suffocation dans la journée d'hier, et un, très fort, dans la nuit. Le matin du jour de d'entrée, elle est très agitée, mais a un tirage permanent modéré. Angine intense, état général satisfaisant.

Elle est prise, peu de temps après son entrée, de deux accès de suffocation, presque coup sur coup : aussi chloroformisation qui est bien supportée, diminue la dyspnée et procure du calme pendant cinq ou six heures.

A ce moment, l'agitation revient, et, comme le tirage est continu et très intense, l'opération est décidée. Le cou présentant une grosse veine superficielle médiane et étant difficile à explorer, le procédé lent est particulièrement indiqué.

Nouvelle chloroformisation ; pas de période d'excitation, sommeil assez rapide. L'opération est faite avec les écarteurs de Trousseau. L'hémorrhagie est peu considérable, les veines ayant été préservées, mais la trachéotomie est longue, les écarteurs laissant échapper les tissus déjà divisés et n'étant pas assez larges pour permettre de séparer les deux lèvres de la plaie dans toute leur étendue. L'ouverture de la trachée est à peine marquée par une petite secousse de toux, le fond de la plaie étant finalement à sec. Rejet d'une fausse membrane et quintes de toux fortes à l'entrée de la canule.

La malade, reportée à son lit, a quelques efforts de vomissement, et des quintes de toux. Réveil complet un quart d'heure après. L'amélioration est rapide, et l'enfant sort guéri douze jours après l'opération. Les nouvelles que nous en recevons sept mois après sont excellentes : aucun accident consécutif.

OBS. XXIX. — C..., Vital, 4 ans et demi (novembre 1887). A eu, il y a trois semaines, une angine diphtérique guérie depuis huit jours : consécutivement, et depuis quatre jours, il a du croup.

A son entrée, la dyspnée continue est très intense : plus de murmure vésiculaire appréciable. La trachéotomie est donc nécessaire et est exécutée dix minutes après.

Comme le cou est très court et gras, que la trachée très profonde ne se sent pas, le procédé lent est plus avantageux. Du chloroforme est donné à l'enfant qui s'endort sans période d'excitation, au bout de trois ou quatre minutes seulement. On se sert des écarteurs de Trousseau.

L'hémorrhagie veineuse est assez abondante pour que le sang soit difficilement enlevé en épongeant : aussi voit-on mal ce que l'on fait, les écarteurs dérapent, et occasionnent des incisions multiples sur la couche musculaire et sur l'isthme du corps thyroïde. L'œil ne pouvant pas commodément suivre les temps de l'opération, elle est terminée rapidement par le procédé mixte.

Dès l'ouverture de la trachée, nombreuses quintes de toux expulsant le sang et rejetant une fausse membrane. La canule arrête l'hémorrhagie : quelques quintes de toux continuent. Réveil complet peu après.

Le malade va bien pendant huit jours, bien qu'il ait de la bronchite et de l'albuminurie. Il commence peu après une broncho-pneumonie. Il est emmené mourant par ses parents 17 jours après l'opération.

Obs. XXX. — H..., Albert, 3 ans et demi (décembre 1887). Angine depuis dix jours, croup depuis 48 heures.

A son entrée, il est à la fin de la seconde période, le murmure vésiculaire ne se fait plus entendre, le tirage sus et sous-sternal est aussi fort que possible. Il est opéré un quart d'heure après. Comme le cou est court, la trachée profonde, on choisit le procédé lent.

Le chloroforme donne une période d'excitation assez vive : le sommeil ne diminue pas la dyspnée.

L'hémorrhagie est très modérée pendant l'opération, les grosses veines ayant été préservées. Aussi suit-on facilement le travail de la dissection. Dès que l'isthme thyroïdien est sectionné et la trachée à nu, les écarteurs, comprimant les orifices des veinules entre la peau et la trachée, celle-ci reste à sec.

Réveil sans accidents un quart d'heure après.

L'enfant conserve de la fièvre pendant les quatre ou cinq jours qui suivent l'opération : puis, l'état général s'améliore, la canule est enlevée définitivement le sixième jour ; guérison complète treize jours après l'entrée.

Obs. XXXI. — R..., Victorine, onze ans (décembre 1887). Angine depuis rois jours, croup depuis 24 heures.

A son entrée l'enfant a de la dyspnée permanente intense : l'angine est modérée, l'adénopathie à peine marquée, l'état général bon. L'opération n'a lieu qu'au bout de deux heures, après plusieurs accès de suffocation. La trachéotomie est faite lentement, avec les écarteurs de Trousseau. L'anesthésie s'obtient très facilement, et après une légère période d'excitation. L'hémorrhagie est assez abondante, elle gène beaucoup pour voir : elle s'arrête cependant un peu au moment où l'on arrive sur la trachée.

Des quintes de toux sont provoquées à l'entrée de la canule et rejettent une longue fausse membrane et du sang. Un peu d'abattement succède à l'opération et des troubles respiratoires surviennent, dus sans doute au vomissement qui se produit en même temps. Le pouls est très régulier.

Réveil complet au bout d'un quart d'heure. La fièvre tombe au bout de deux jours, l'angine disparaît ; ablation définitive de la canule le cinquième jour l'enfant sort guéri douze jours après l'opération.

Obs. XXXII. — R..., Edmond, 5 ans (décembre 1887). Angine depuis trois jours, croup depuis vingt-quatre heures : plusieurs accès la nuit précédente.

A l'entrée, tirage très fort, sus et sous-sternal ; presque plus de murmure vésiculaire : la trachéotomie est faite une heure après ; à ce moment elle est urgente. Comme l'adénopathie est accentuée, et le cou empâté, on opère par le procédé lent avec les écarteurs de Trousseau.

Le chloroforme, malgré le début d'asphyxie, est très bien supporté, la période d'excitation très légère. La dyspnée reste la même pendant le sommeil.

L'on suit facilement les divers temps de la dissection, en épongeant fréquemment toutefois, jusqu'au moment où on arrive au plan profond, sous-musculaire. Alors l'hémorrhagie en nappe est assez continue pour empêcher de rien voir nettement ; aussi l'opérateur, abandonnant le procédé lent et les écarteurs, termine la trachéotomie en se guidant avec l'index (procédé mixte).

Fréquentes quintes de toux à l'entrée de la canule, expulsant le sang et la fausse membrane.

Peu de soulagement après l'opération, râles nombreux dans la poitrine ; cependant les jours suivants, malgré la persistance de la fièvre, dont le type est très irrégulier, il y a une amélioration notable de l'état général, et l'enfant reste plusieurs jours sans canule.

Mais, dix jours après l'opération, début de broncho-pneumonie qui emporte le malade quatre jours après.

Jusqu'ici l'opération lente a été faite avec les écarteurs de Trousseau. Elle a été facile quand l'hémorrhagie n'existait pas ; elle a au contraire donné un résultat insuffisant quand l'écoulement du sang assez abondant n'a plus été facilement tari en épongeant.

Avec les écarteurs larges et à dents que nous avons employés à partir de ce moment, la trachéotomie au contraire a toujours été faite presqu'à sec, quel que fût le volume des veines sectionnées.

OBS. XXXIII. — L..., Élise, 3 ans et demi (décembre 1887). Angine depuis huit jours, croup depuis deux ; plusieurs accès de suffocation la nuit dernière. Angine très grave.

A l'entrée, la malade a du tirage permanent très fort ; le murmure vésiculaire s'entend encore mais faiblement. Elle est opérée peu de temps après. Comme le cou est court, la trachée profonde et peu perceptible, l'opération lente est préférée ; on se sert des écarteurs à griffes. Le chloroforme agit assez lentement, sans provoquer de période d'excitation.

L'opération est faite telle que nous l'avons décrite : légère hémorrhagie en nappe facilement tarie en épongeant. Avant chaque coup de bistouri, on voit donc et on reconnaît les parties que l'on va sectionner (1). Dès que la trachée est à nu, les écarteurs comprimant toute l'épaisseur du trajet, et dans toute la longueur de l'incision, tous les orifices veineux sont oblitérés. Comme conséquence, hémostase complète ; la trachée à sec, et dénudée sur une longueur de un centimètre et demi est incisée dans l'étendue convenable. Légère secousse de toux au moment de l'incision ; la fausse membrane se présente entre les

(1) Il est inutile autant qu'incommode de chercher à se reconnaître avec l'index introduit dans la plaie.

lèvres de la plaie. Dès que la canule est introduite, rejet de cette fausse membrane.

Réveil complet de l'enfant après un sommeil de dix minutes sans particularité notable.

Peu de soulagement après l'opération ; la respiration reste un peu fréquente ; les jours suivants, l'état général s'aggrave, il survient de la paralysie du voile du palais.

Mort quatre jours après l'opération.

OBS. XXXIV. — D..., Julia, 5 ans et demi (décembre 1887). Angine depuis cinq jours, peu grave ; croup depuis quarante huit heures environ. A l'entrée, tirage permanent modéré ; mais, deux accès de suffocation survenant à peu d'intervalle, l'asphyxie commence, et la trachéotomie devient urgente deux heures après l'arrivée.

Anesthésie rapide, légère période d'excitation ; endormie, la malade ne respire pas mieux. Opération avec les écarteurs à griffes et par le procédé lent, car la trachée est profonde et se prête mal à une opération rapide.

Pas d'hémorrhagie notable pendant l'incision des différents plans, les veines sectionnées étant comprimées de chaque côté. Il n'y a qu'un suintement capillaire facile à faire disparaître en épongeant, et qui n'empêche pas de suivre de l'œil tous les détails de l'opération. Dès que tous les tissus sont incisés, les Écarteurs font une hémostase complète.

La trachée est ouverte et la canule présentée à l'ouverture ; mais, celle-ci étant un peu courte, elle ne peut pénétrer ; sa demi-introduction provoque une quinte de toux qui expulse la fausse membrane. Il suffit pour terminer posément l'opération d'éponger le fond de la plaie masqué par le liquide trachéal, et les écarteurs restant en place, on peut agrandir l'incision en y glissant le bistouri boutonné, et faire pénétrer la canule.

Réveil après un quart d'heure de sommeil calme.

Les suites sont excellentes. La canule est supprimée rapidement et l'enfant sort guéri quatorze jours après son entrée.

OBS. XXXV. — D..., Pierre, 6 ans et demi (décembre 1887). Angine depuis six jours, croup depuis deux jours.

A l'entrée, à onze heures du soir, on constate que le croup est au commencement de la seconde période ; l'enfant a du tirage sus-et sous-sternal, on entend encore le murmure vésiculaire. L'angine est de forme grave. Pendant la nuit deux accès assez forts.

L'opération est nécessaire le lendemain à la visite du matin. L'enfant s'endort lentement, après une période d'excitation vive. Dès l'incision cutanée, une grosse veine superficielle est coupée et saigne beaucoup, mais la traction de l'écarteur supprime cette hémorrhagie. La couche musculaire ne donne qu'un suintement insignifiant. Au-dessous d'elle apparaît l'isthme thyroïdien peu développé : sa section fournit une hémorrhagie capillaire, et il suffit d'éponger légèrement pour pouvoir compléter la dissection en dénudant la trachée sur la ligne médiane. Les écarteurs étant convenablement placés, le conduit aérien reste à sec. L'ouverture de la trachée est effectuée alors, de bas en haut, en introduisant le bistouri pointu dans une petite section incomplète du conduit que l'on remarque à la partie inférieure de la portion dénudée et qui a été faite pendant la dissection.

Le reste de l'opération ne présente rien de remarquable.

L'enfant est un peu pâle, son pouls régulier, sa respiration très calme ; il se réveille quelques instants après.

Soulagé tout d'abord par l'opération, le malade s'affaiblit ensuite rapidement et succombe aux progrès de la diphtérie, 5 jours après l'opération.

Obs. XXXVI. — G..., Rodolphe, 2 ans (décembre 1887). Angine depuis 3 jours, croup depuis 24 heures. Le malade, à son arrivée, est à la fin de la seconde période de la maladie; il est opéré presque de suite, pendant la visite du matin.

Il ne s'endort que lentement, et a une période d'excitation assez intense. Son cou est court et très gras, le tube laryngo-trachéal présente peu de points de repère précis. La trachéotomie qui serait difficile avec un procédé rapide, ne présente aucun obstacle avec le procédé lent.

La peau est doublée d'une couche très épaisse de graisse. Le plan musculaire donne une hémorrhagie capillaire. L'isthme très peu développé saigne à peine. Une veine assez volumineuse qui rampe dans le tissu cellulaire au-dessus est sectionnée en même temps que le plan aponévrotique qui recouvre la trachée et inonde la plaie de sang, mais cet écoulement est immédiatement arrêté par les écarteurs, et la trachée apparaît, dénudée sur la longueur ordinaire et exsangue.

L'ouverture de la trachée et l'introduction de la canule se font aussi facilement que toujours. A ce moment, une forte quinte de toux expulse une fausse membrane épaisse et ramifiée. L'enfant se réveille rapidement ; il n'est que très peu soulagé par l'opération, on entend des râles assez gros dans toute l'étendue des poumons.

Le lendemain, l'état général s'aggrave, la canule se sèche. Mort 3 jours après la trachéotomie.

Obs. XXXVII. — P..., Léon, 2 ans et demi (décembre 1887). Angine depuis 4 jours, très grave, avec adénopathie sous-maxillaire notable, et œdème de la région antérieure du cou. Croup depuis 48 heures, qui, au moment de l'entrée, est à la seconde période.

La trachéotomie devient inévitable le lendemain à cause de l'intensité du tirage, et malgré la gravité de l'état infectieux. On choisit de procédé lent au bistouri.

Le chloroforme, très-bien supporté, agit vite et sans donner de période d'excitation notable.

Écoulement de sang assez abondant et gênant jusqu'au moment où tous les tissus prétrachéaux sont divisés, car alors les écarteurs accrochant et comprimant toute la surface de section, la trachée reste exsangue. On remarque sur ce conduit, à la partie inférieure, une plaie par ponction faite avec la pointe du bistouri. C'est là que ce dernier est introduit pour faire, de bas en haut, dans l'étendue convenable, une ouverture au conduit aérien où la canule est glissée.

L'enfant respire avec grand calme et se réveille complètement vingt minutes après.

Il est peu soulagé, sa respiration reste fréquente ; il meurt de la diphtérie 48 heures après l'opération.

Obs. XXXVIII. — Q..., Eugénie, 3 ans et demi (décembre 1887). A l'entrée, le croup est à la fin de la seconde période, la dyspnée très intense ; le murmure vésiculaire n'existe presque plus. Le cou est difficile, court, gras. Une grosse veine superficielle traverse le champ opératoire. L'état général est assez bon. Sommeil rapide et facile, pas de période d'excitation. Dès l'incision de la peau une veine sous-cutanée est sectionnée et saigne abondamment ; mais cette hémorrhagie est arrêtée par les écarteurs et ne masque plus le fond de la plaie. Il n'y a plus qu'un suintement capillaire jusqu'au moment où est sectionné le plan profond ; une grosse veine est coupée et donne un jet de sang. Mais les écarteurs convenablement placés arrivent rapidement à supprimer cet obstacle. La dénudation est achevée, et la plaie reste à sec malgré l'écoulement de sang particulièrement abondant qui a eu lieu. L'opération a duré à peu près 4 minutes ; la canule est mise rapidement. Pendant 4 jours la malade va bien : le 5e la température s'élève, un érysipèle de la face paraît, commençant à l'oreille droite, et se montrant le lendemain à l'oreille gauche, mais ne partant pas de la plaie trachéale. Dès ce moment, l'état général devient très mauvais, la paralysie du voile du palais augmente, la respiration est fréquente, et l'enfant meurt quatorze jours après l'opération.

Obs. XXXIX. — D..., Louis, 4 ans (décembre 1887). A l'entrée, angine depuis 3 jours : le croup a commencé presque en même temps, et est arrivé à la fin de la seconde période. L'opération devient urgente une heure après.

Le chloroforme n'agit que lentement ; période d'excitation assez forte. La résolution complète ne diminue pas la dyspnée.

Une veine médiane longitudinale est découverte à l'incision de la peau, et protégée par l'écarteur de droite. Le reste de l'opération ne présente rien de remarquable. Comme toujours l'écoulement sanguin est assez modéré pour que quelques coups d'éponge l'enlèvent facilement, en permettant de voir où l'on en est, et, dès que l'isthme thyroïdien et la gaine fibreuse de la trachée sont incisés, les écarteurs arrêtent toute hémorrhagie pendant un temps largement suffisant pour faire l'ouverture et y introduire la canule.

Le malade se réveille au bout d'un quart d'heure, sans présenter de particularités notables.

Pendant les cinq ou six jours qui suivent, l'enfant va assez bien, mange, est gai, n'a pas de fièvre : puis la température s'élève à 40°, la respiration devient fréquente. Une broncho-pneumonie survient qui amène la mort onze jours après la trachéotomie.

OBS. XL. — S..., Jeanne, 4 ans et demi (février 1888). A son arrivée, elle est à la seconde période du croup : elle est opérée trois heures après, le tirage permanent étant très fort et croissant. L'angine est de forme grave, l'état général mauvais.

Le chloroforme agit assez lentement : pas de période d'excitation. On suit facilement tous les détails de l'opération grâce aux écarteurs qui compriment les orifices des veinules sectionnées. L'hémorrhagie capillaire qui se produit au fond de la plaie est épongée facilement. L'isthme du corps thyroïde est peu développé. Dès qu'il est sectionné ainsi que le tissu cellulaire qui masque la trachée au-dessus de lui, celle-ci apparaît et les écarteurs séparant tous les tissus, la plaie reste à sec. La section de la trachée et l'introduction de la canule se font comme d'habitude. Quintes de toux qui expulsent une longue fausse membrane ramifiée.

La malade se réveille au bout de dix minutes, après avoir présenté quelques troubles respiratoires peu sérieux. Le pouls est resté bon.

La trachéotomie ne procure pas une amélioration bien marquée : la respiration reste fréquente, la température s'élève. Mort deux jours après l'opération.

OBS. XLI. — P. ., Maurice, 20 mois (janvier 1888). A l'entrée, l'enfant est à une période très avancée : le tirage sus et sous-sternal est continu et énergique, le murmure vésiculaire ne s'entend plus. Il est de plus très agité. Le cou est court et très gras : on ne sent pas de point de repère précis.

L'opération lente est faite à la visite du matin. Le chloroforme agit vite, sans produire de période d'excitation.

Au premier coup de bistouri, une veine superficielle est coupée et donne un jet assez fort qui est arrêté par la pression des écarteurs. Le reste de l'opération ne présente rien de particulier. Hémorrhagie notable au moment de la section de l'isthme et de la dénudation de la trachée ; mais elle est supprimée par la compression et la trachée est incisée à sec. Quintes de toux expulsant la fausse membrane au moment de l'introduction de la canule.

L'enfant est soulagé et va bien pendant 2 jours ; mais il est pris de broncho-pneumonie qui détermine la mort quatorze jours après l'opération.

OBS. XLII. — B..., Louis, 23 mois (janvier 1888). A l'entrée le croup date de trois jours, la dyspnée est continue, le murmure vésiculaire s'entend très peu. Bientôt l'enfant a un accès de suffocation intense qui rend l'opération nécessaire. A cause de l'âge et des difficultés opératoires, la trachéotomie est faite par le procédé lent. Le chloroforme détermine une période d'excitation très courte : la respiration reste aussi difficile pendant le sommeil.

Comme toujours, pendant l'opération, il n'y a, malgré les veinules sectionnées, qu'un suintement sanguin peu gênant : on peut suivre de l'œil et reconnaître en épongeant de temps en temps, les différents organes mis à découvert ; enfin l'hémostase devient complète dès que la trachée est à nu. A ce moment, on remarque une ponction de cet organe sur la ligne médiane, produite pendant la dissection, et par laquelle un peu d'air s'échappe. C'est là qu'est introduit le bistouri pointu pour faire l'incision de bas en haut dans l'étendue convenable. Dès que la canule est introduite, rejet dans des quintes de toux d'une fausse membrane et d'un peu de sang.

Réveil complet vingt minutes après sans rien d'anormal.

Amélioration de courte durée : le lendemain la température est à 39°, la respiration reste fréquente et l'enfant succombe sept jours après la trachéotomie.

III. — Trachéotomie par le procédé lent avec thermo-cautère.

OBS. XLIII. — D..., Léon, 2 ans et demi (décembre 1887). L'enfant entré pour de l'angine diphtérique seulement, est pris bientôt de croup ; l'opération devient urgente le 3e jour après sa réception. Son état général est assez mauvais.

Le cou est court, gras, la trachée se sent mal, aussi emploie-t-on un procédé lent et on choisit le thermo-cautère. Le chloroforme est bien supporté : pas de période d'excitation, sommeil rapide. Le tirage semble plutôt augmenté que diminué.

Incision de la peau au bistouri, commençant un peu au-dessus du cricoïde, et finissant à 2 centimètres et demi plus bas.

Les deux bords de la plaie sont écartés : le fond est exangue. Avec la pointe du thermo-cautère portée au rouge sombre, on pratique, sur la ligne médiane, du haut en bas de la plaie, une série de ponctuations légères, sept ou huit. Dès que la ligne de section est continue, les écarteurs y sont engagés, et le plan musculaire étant écarté, on aperçoit les organes profonds, et en particulier l'isthme du corps thyroïde, reconnaissable à sa coloration plus foncée ; la plaie est à sec. L'isthme est sectionné par quelques attouchements avec la pointe qui est également promenée légèrement au-dessus de lui sur le tissu cellulaire masquant la trachée. Celle-ci apparaît alors à nu entre les écarteurs, sur une longueur de 1 centimètre et demi. L'incision trachéale au bistouri pointu détermine une hémorrhagie veineuse, parce qu'elle a été prolongée en bas au-dessous de la portion dénudée, et cet écoulement gêne un peu pour l'introduction de la canule.

Une fausse membrane est rejetée dans les quintes de toux, et l'enfant se réveille très rapidement après, sans accidents. La plaie est très belle les jours suivants : il n'y a qu'une petite eschare à l'angle inférieur de la plaie cutanée. Mais l'état général devient plus mauvais, la température reste élevée, et l'enfant meurt 5 jours après l'opération.

Obs. XLIV. — L..., 4 ans et demi (décembre 1887). Il est opéré quelques instants après son entrée, car il est à la fin de la seconde période du croup.

Le chloroforme donne une période d'excitation assez vive : l'enfant ne s'endort qu'au bout de 3 ou 4 minutes. La dyspnée n'est pas diminuée.

L'opération est à peine commencée que l'enfant se réveille à moitié, et l'on doit lui faire respirer de nouveau un peu de chloroforme.

La trachéotomie est exécutée à blanc, elle dure 2 ou 3 minutes. La trachée à nu sur la ligne médiane se voit avec la plus grande netteté, bien que l'on soit éclairé par la lumière artificielle du gaz. Introduction facile et rapide de la canule, rejet d'une fausse membrane.

L'enfant est un peu fatigué, mais sa respiration est calme et régulière. Il se réveille complètement un quart d'heure après. Pendant 5 ou 6 jours encore, il a un peu de fièvre, et va médiocrement : bientôt l'angine diphtérique diminue, l'appétit et la gaieté reviennent.

Marche de la plaie. — Un peu de gonflement et de rougeur de la peau voisine dès le lendemain : 2 ou 3 jours après, on remarque une eschare aux deux extrémités de la plaie cutanée, surtout à l'extrémité inférieure. La canule d'argent est noircie dans toute son étendue en rapport avec le trajet de la plaie. Les jours qui suivent, les eschares tombent, la plaie cutanée s'agrandit un peu au bas et à droite, l'écoulement de pus extérieur devient assez abondant et nécessite des pansements plus fréquents que d'ordinaire : l'enfant a souvent de petites quintes de toux. La canule retirée, on voit que le trajet est un peu plus large que d'habitude, de coloration grisâtre. Vers le 13e jour, la plaie bourgeonne vigoureusement, et se rétrécit. La canule est supprimée définitivement le 15e jour : depuis longtemps déjà elle était enlevée pendant toute la journée. Enfin l'enfant sort guéri 24 jours après son entrée.

Les nouvelles que nous recevons des parents 5 mois après la sortie de l'hôpital sont très bonnes : la voix est restée normale, il n'y a jamais eu de cornage ni de dyspnée nocturne ; la santé générale est excellente.

Obs. XLV. — M..., Jeanne, 8 ans (décembre 1887). Angine depuis 3 jours, de forme grave : croup depuis 24 heures, avec tirage modéré à l'entrée ; mais il augmente rapidement, et le lendemain à la visite du matin, la trachéotomie est nécessaire, malgré le peu d'espoir que laisse la gravité de la diphtérie.

L'adénopathie est très marquée, la région opératoire empâtée, le cou très court, ce qui engage à employer un procédé lent.

Le chloroforme bien supporté agit rapidement. L'opération faite au thermo-cautère est exsangue jusqu'à l'incision de l'isthme, que l'on aperçoit nettement au fond la plaie. Il est divisé au thermo-cautère, mais incomplètement, l'opérateur craignant de toucher la trachée, et le bistouri est repris pour dénuder cet organe. Il donne lieu de suite à un écoulement sanguin assez abondant pour masquer complètement le fond de la plaie, aussi l'opération est terminée rapidement par le procédé mixte avec l'index pour guide. Cette hémorrhagie, qui faisait perdre le bénéfice de la lenteur et de l'emploi du thermo-cautère, aurait été évitée si l'on se fût servi du fer rouge jusqu'au bout.

Introduction rapide de la canule, et rejet d'un longue fausse membrane.

L'enfant se réveille rapidement ; il est peu soulagé par l'opération, l'état général s'aggrave le lendemain et la mort survient 36 heures après.

Obs. XLVI. — L..., Adrienne, 5 ans (décembre 1887). Croup depuis 4 jours. Apporté à l'hôpital à 9 heures du soir, l'enfant est opéré à onze heures, le tirage étant permanent et croissant, le murmure vésiculaire ne se faisant plus entendre. La figure est un peu pâle, la santé chétive.

Le chloroforme agit rapidement, sans provoquer de période d'excitation.

L'opération faite au thermo-cautère est rapide et exsangue ; on suit facilement tous les détails, bien que l'on soit éclairé par la lumière artificielle.

Reportée à son lit, la malade est très calme, un peu fatiguée ; réveil complet un quart d'heure après.

La convalescence est traversée par l'évolution d'une broncho-pneumonie et l'apparition de paralysie du voile du palais ; aussi, pendant quelques jours, la guérison reste incertaine. La plaie, du reste, sous l'influence du mauvais état général s'agrandit notablement, suppure abondamment. La canule d'argent est noircie dans sa portion qui correspond au trajet de la plaie.

Mais, au bout d'une dizaine de jours, la plaie cutanée bourgeonne et prend bon aspect, l'état général s'améliore beaucoup en même temps ; la canule est enlevée définitivement 15 jours après l'opération, et la malade quitte l'hôpital 28 jours après son entrée.

5 mois après, nous apprenons de la mère que l'enfant se porte aussi bien que possible ; la voix est normale, il n'y a jamais eu de cornage ni de dyspnée, la cicatrice est seulement un peu large et irrégulière.

Obs. XLVII. — P..., Emma, 6 ans et demi (décembre 1887). Angine depuis 8 jours, croup depuis 3 jours ; forme grave de diphtérie.

L'opération a lieu le lendemain de l'entrée, au moment où le murmure vésiculaire ne s'entend presque plus.

Comme le procédé lent est indiqué, le chloroforme est administré : le sommeil arrive rapidement, et sans période d'excitation.

La trachéotomie faite au thermo-cautère ne donne pas une goutte de sang. Tous les détails sont donc suivis avec la plus grande facilité, et la canule mise aisément. Expulsion d'une fausse membrane longue et bifurquée.

La malade, reportée à son lit, a une respiration ample et calme, et se réveille 20 minutes après.

Le soulagement est peu marqué, on entend des râles assez nombreux dans la poitrine, l'état général reste mauvais. Mort six jours après l'opération.

Obs. XLVIII. — T..., Marie, 4 ans et demi (décembre 1887). Opérée quelques instants après son entrée, pour cause d'urgence. Le cou est court, épais, on ne sent pas du tout la trachée, ni même le cricoïde ; c'est donc un cas à procédé lent.

Le chloroforme est bien supporté, mais il n'amène la résolution qu'au bout de 3 ou 4 minutes. La dyspnée reste intacte.

La trachéotomie est faite presque à sec ; il n'y a qu'un léger écoulement capillaire au moment de la section du plan profond, et il est facilement enlevé en épongeant. L'incision trachéale tout d'abord trop petite pour laisser passer la canule est agrandie facilement, les écarteurs étant laissés en place. La malade reportée à son lit est très calme, et se réveille complétement vingt minutes après. Dès l'introduction de la canule, elle a rendu une longue fausse membrane.

La température reste élevée, la respiration fréquente, et la mort survient, causée par congestion pulmonaire étendue, deux jours après l'opération.

Obs. XLIX. — H..., Victor, onze ans (février 1888). A son entrée, le malade a une dyspnée intense, et, comme il se fatigue, il est opéré au bout de quelques instants.

Le chloroforme est bien supporté, il n'amène la résolution qu'au bout de 3 ou 4 minutes, et il ne diminue pas la dyspnée.

L'opération est faite à sec, malgré le volume assez considérable de l'isthme thyroïdien : sa section ne donne lieu qu'à un suintement capillaire insignifiant. Rien de particulier dans les autres détails. L'enfant rejette une fausse membrane, puis redevient calme et immobile, ne se réveillant qu'un quart d'heure après.

Des complications pulmonaires entretiennent un état général assez mauvais pendant une quinzaine de jours ; à ce moment elles cessent, et l'enfant marche vers la guérison qui n'est cependant complète qu'un mois qu'après. La plaie suit le processus ordinaire : gonflement léger, apparition des eschares, canule noire près du pavillon, sécrétion assez abondante de pus, léger agrandissement du trajet. Dès que l'état général s'améliore, la plaie bourgeonne, se rétrécit rapidement, et la canule peut être enlevée pendant la journée. Départ un mois après l'opération.

L'enfant est revu trois mois et demi après sa sortie de l'hôpital. Sa voix est normale, il n'a jamais eu de dyspnée ni de cornage ; la cicatrice cutanée est encore rouge, et d'assez grandes dimensions : elle est attirée légèrement en haut dans les mouvements de déglutition, en suivant le larynx, sans qu'on puisse sentir nettement la bride fibreuse qui la rattache à la trachée.

Obs. L. — D..., 3 ans et demi (février 1888). Opéré peu après son entrée ; dyspnée forte et continue, angine intense, état général mauvais.

Comme le cou est court et paraît avoir une circulation veineuse très développée, opération au thermo-cautère. Le chloroforme est très bien supporté et amène rapidement la résolution complète.

L'opération dure à peine deux minutes : tout se passe normalement : il n'y a aucun écoulement sanguin au moment de l'incision de la peau au bistouri, une veine longitudinale ayant été dégagée et écartée. La section des muscles au thermo-cautère est exsangue. Il n'y a quelque hémorrhagie qu'au moment de la division du plan profond, mais elle est peu abondante.

A l'ouverture de la trachée au bistouri, quintes de toux expulsant une fausse membrane. Après quelques quintes, l'enfant retombe immobile et calme et ne se réveille complètement qu'un quart d'heure après.

Il est peu soulagé après l'opération, la respiration reste un peu fréquente, aucune nourriture n'est acceptée et la mort arrive 36 heures après la trachéotomie.

IV. — Group non opéré.

Obs. LI. — F..., Maurice, 2 ans et demi (novembre 1887). A l'entrée, angine depuis 3 jours, peu intense, voix rauque, pas encore de dyspnée.

Le lendemain, un peu de tirage permanent, voix éteinte, agitation, deux accès de suffocation dans la journée, et un dans la nuit, assez fort.

Le surlendemain, le tirage permanent est un peu plus fort, l'air passe cependant dans la poitrine, plusieurs accès de suffocation dans la journée qui fatiguent l'enfant, aussi, le soir, après un accès très fort, on pense à faire l'opération. A cause du jeune âge on préfère chercher à calmer cet état nerveux, et on donne du chloroforme. Le malade s'endort facilement, respire mieux, la nuit se passe sans accès.

Le 3° jour l'agitation est très grande, le tirage permanent n'a pas beaucoup augmenté, et l'on entend un peu le murmure vésiculaire, mais deux accès très forts ont lieu dans la journée, l'enfant commence à pâlir et à se fatiguer. Le soir à 9 heures, accès violent, après lequel on se prépare à faire la trachéotomie. Cependant on essaie encore le chloroforme qui diminue la dyspnée ; il y a encore du tirage, mais il est moins fort. La nuit est assez calme, bien que la trachéotomie parût inévitable.

Le 4° jour, le tirage permanent a diminué ; il y a encore de l'agitation, et des accès légers.

Les jours suivants, le croup diminue peu à peu en même temps que l'angine, et le malade sort guéri 12 jours après son entrée.

CONCLUSIONS

I. — Le chloroforme, que nous avons administré à 50 enfants atteints de croup pour exécuter la trachéotomie, nous a toujours procuré de sérieux avantages sans faire courir au malade de danger réel. Nous nous en sommes abstenu, quand le malade était arrivé à un degré avancé d'asphyxie, et quand nous reconnaissions l'existence d'une broncho-pneumonie.

II. — Supprimant les accès de suffocation, il rend inutiles les procédés rapides, et permet d'opérer lentement.

III. — Le meilleur procédé lent est le procédé au bistouri, en se servant d'écarteurs qui font l'hémostase.

III. — Anesthésie et procédé lent conviennent tout spécialement aux cas dans lesquels la trachéotomie est rendue difficile par l'état anatomique du cou.

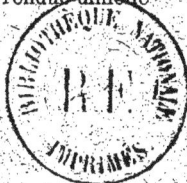

IMPRIMERIE LEMALE ET Cⁱᵉ, HAVRE

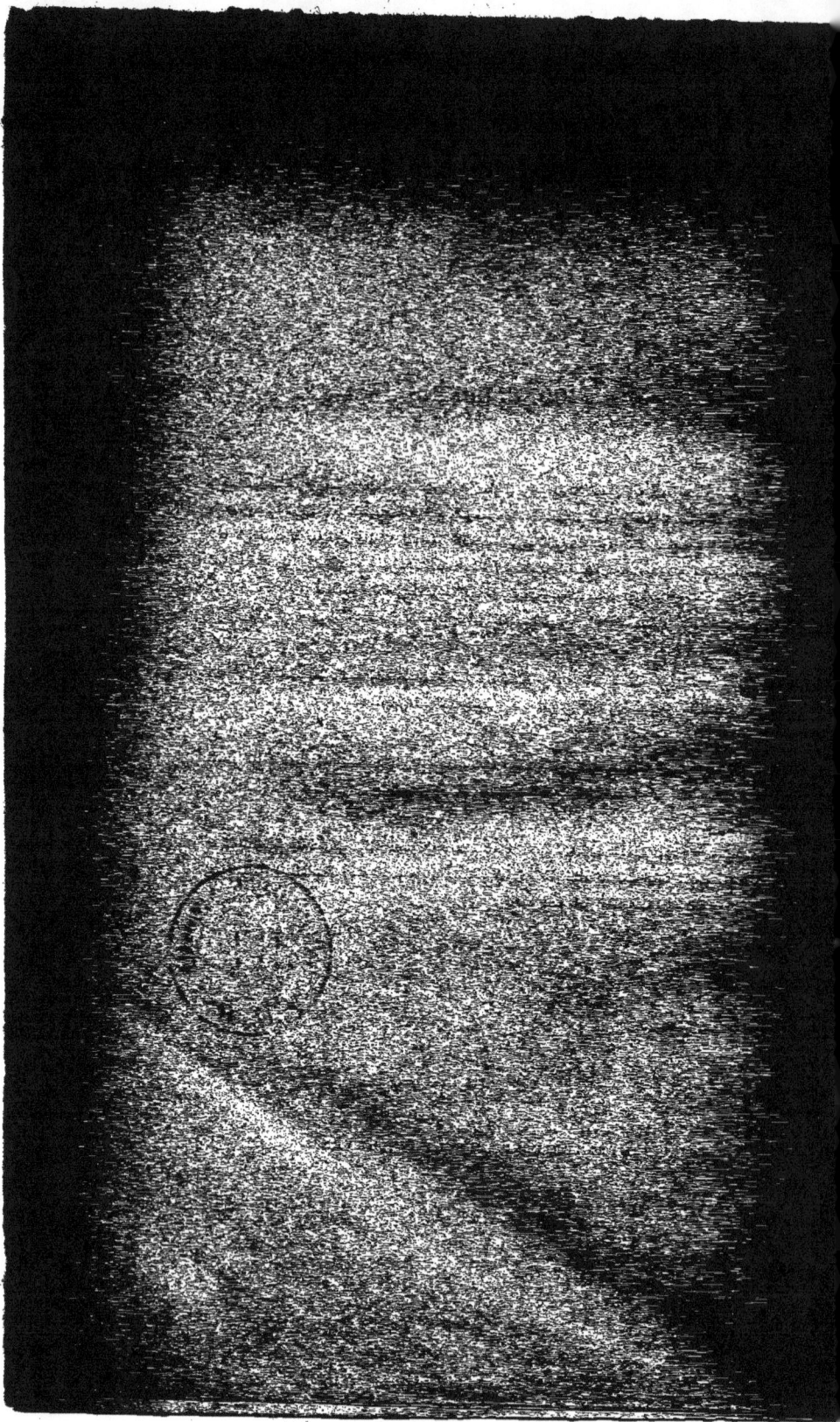

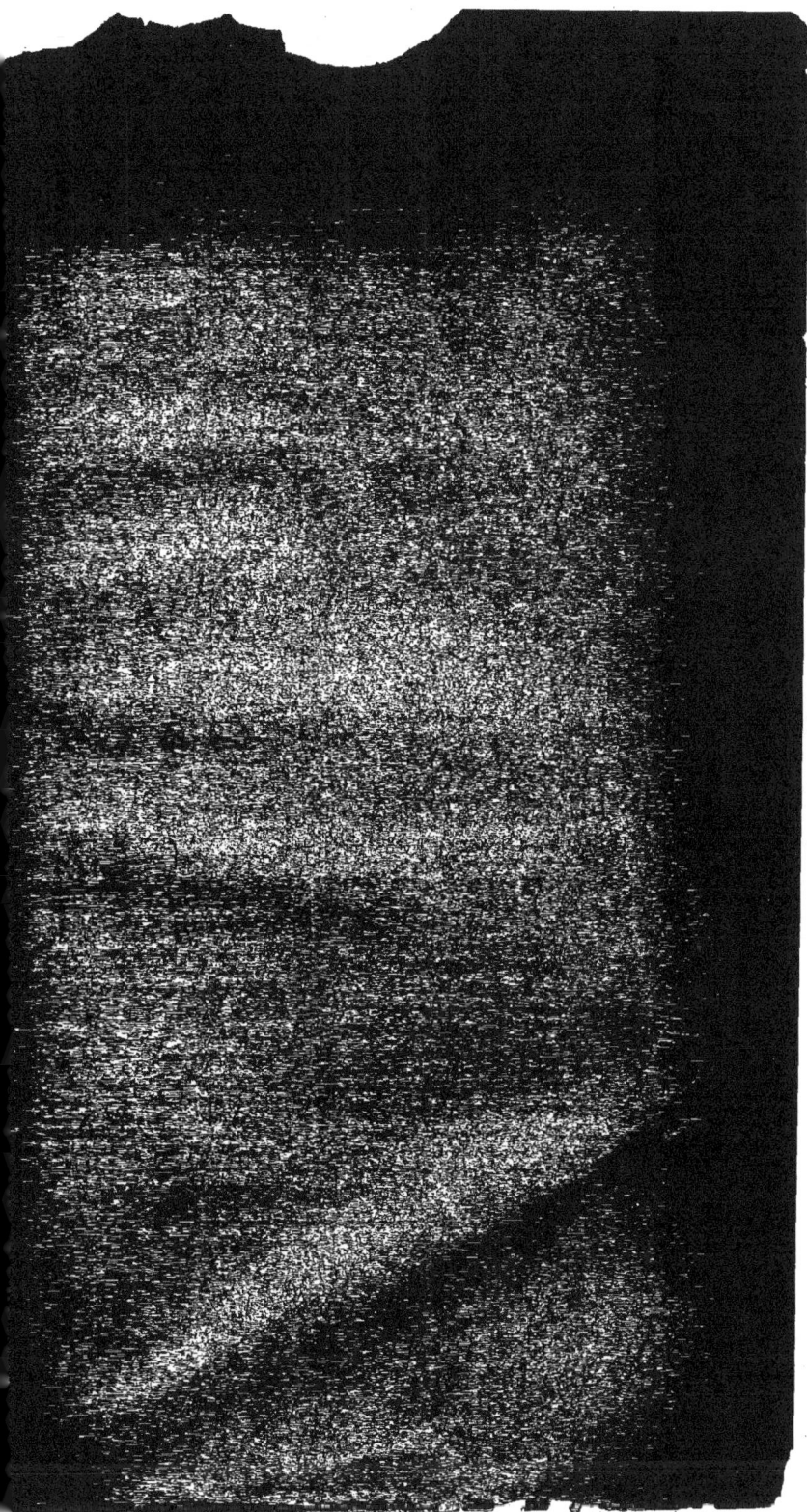